SHODENSHA SHINSHO

「依存症」社会

和田秀樹

祥伝社新書

まえがき

精神科医をやっていて、私がもっとも重大な病気だと思うものに依存症があります。

アルコール依存にせよ、ギャンブル依存にせよ、覚せい剤依存にせよ、ひとりの人生を破滅に追い込み、最悪、自殺の末路をたどってしまうこともある怖《こわ》いものです。

国立精神・神経医療研究センターの試算では、アルコール依存にまつわる自殺は、なんと年間七〇〇〇人に達するのです。

さらに依存症は、その患者数がすさまじい。推計値ですが、アルコール依存は約二三〇万人、ギャンブル依存が五六〇万人、インターネット依存が二七〇万人、そのほか、睡眠薬や安定剤が手放せない人、ニコチン依存でタバコがやめられない人、ゲーム依存、覚せい剤依存、買い物依存、セックス依存などをすべてあわせると一〇〇〇万人近い数になるはずです。

そういう意味で、依存症は多くの人のお金や時間を奪い、重症化すると社会的生命や、本当の生命までも奪ってしまう非常に恐ろしい病気なのです。

さらに、これが及ぼす社会への悪影響も甚大《じんだい》なものです。ひとつには、これだけの数の人が、時間とお金を奪われ、また適切な判断力も奪われているということなのですが、もうひとつには、日本という国そのものを変えてしまうことがあります。

依存症状態になっている人は、その依存対象にだけお金を使うようになります。そして、景気が悪化し、消費が落ち込んで健全なビジネスが儲《もう》からなくなると、わざとではないにせよ、人々を依存症状態にして金儲けをしようという人が増えてきます。アルコール類にしても、パチンコにしても、ネットゲームにしても然《しか》りです。

さらに、広告収入が減ってきたテレビ局などは、盛んにこの手の依存性の強いものの広告を増やすことになります。要するに、経済全体が依存症に依存してしまうことになるのです。

この流れをどうにか断《た》ち切りたいというのが私の願いなのですが、日本の多くの人の依存症に対する認識が間違っているために、ほとんどその声が上がってこないのが現実です。

それは、依存症というのは、心の病《やまい》でなく、意志の問題だと思われているためです。

ところが、現在の国際社会や精神医学では、依存症は意志の問題ではなく、意志が壊される病気であり、依存性の強いものへのアクセスを少しでも減らしていこうというのがトレンドとなっています。

欧米では、タバコに続き、アルコールの厳しい広告規制や、夜間などの販売規制があります。これが依存症を誘発し、依存を断ち切ろうと努力している人の弊害になると思われているからです。

ギャンブルに関しても、依存症を少しでも減らすために、なるべくアクセスの悪いところでしか認めない（ラスベガスなどがいい例です）、毎日開催は認めない（競馬などがそうです）、広告は認めないというようなことが原則です。もちろん、違反すると厳罰に処せられます。そのくらいギャンブルが危険視されているのです。

しかし、日本ではアルコールのテレビCMは野放図に流され、パチンコの景品交換は世界でも類を見ないほどフリーアクセスで、毎日開催、どこの駅にでもあるくらいです。

依存するものがあれば、依存症が起こるという当たり前の原則をひとりでも多くの人が共有し、依存症になるのは弱い人間なのではなく、依存されるものがあるほうが悪い、そして、依存症になったら治療を受けないといけないということが、共有されてほしいのです。

もうひとつだけ付け加えておきたいのは、依存症について、日本人の多くが、重症になってから初めて、そういう病名がつくと思っていることです。

たとえば、高血圧の場合、放っておくと脳卒中になるから治療をします。それと同じで、依存症というのも、現在の精神医学の考え方では、進行性の心の病なので、ある一線を越えたら、治療が必要ということで、診断基準がつくられています。

それは、世間がイメージする重症の依存症（実は第1章では、あえて重症の依存症を取り上げています）になる前に、依存症の診断をして、重症化を防ぎたいという考え方があるからです。日本中に依存症が二〇〇〇万人もいるというのはそのためです。

高血圧（これだって八割以上の人は放っておいても脳卒中にならないのです）が指摘され

て、あるいは糖尿病が指摘されて、放っておく人がいないように、依存症の診断基準に当てはまった人を放っておくことは、極めて危険なことです。

そういうことも含めて、私は日本中の人に、依存症社会の怖さを知っていただきたいと思って筆をとりました。

末筆になりますが、本書のような、まだまだ日本では〝奇書〟の類《たぐい》に入れられかねない本の編集の労を取っていただいた、祥伝社新書編集部と坂爪一郎さんには、この場を借りて深謝いたします。

二〇一三年七月

和田《わだ》 秀樹《ひでき》

目次

第1章　人生を壊す依存症の恐怖

第3章　誤解を広めるマスメディアの大罪

第4章　「依存症に依存する」社会・ニッポン

目　次

第6章 「依存症」社会から脱するために

第1章

人生を壊す依存症の恐怖

覚醒剤《かくせいざい》の再犯は、意志の弱さが原因か

元タレントT――某ボーカルグループのメンバーとして一世を風靡《ふうび》し、そのギャグセンスが認められてお笑い界にも活躍の場を広げたにもかかわらず、盗撮事件に続いて覚醒剤《かくせいざい》使用が発覚。執行猶予《ゆうよ》になったものの、何度も再犯を繰り返し、逮捕収監されている――といえば、多くの方は「ああ、あの人ね」と思い当たることでしょう。

薬物使用で懲役《ちょうえき》刑ともなれば芸能界を追放されても仕方がないのに、ボーカルグループのメンバーやお笑い界の大御所らが気を配り、復帰に手を貸していたにもかかわらず、何度も薬物で逮捕される。そんな元タレントTに対して、メディアは「多くの仲間が援助したのに、薬物を断ち切れない意志の弱い人間」「恩を仇《あだ》で返す」「クスリに身も心も蝕《むしば》まれた」と辛辣《しんらつ》に批判しました。

報道をご覧になった読者の方々も、同じような思いを抱いたのではないでしょうか。元タレントTは本当にダメなヤツだと……。

本当にそうでしょうか。彼は、意志が弱く、何度も塀の中に入ったにもかかわらず、薬物の誘惑を断ち切れないダメな人間なのでしょうか。

たしかに、元タレントTは薬物に溺《おぼ》れ、救いの手を差し伸べる仲間を裏切ってきました。しかし、精神医学の専門家として言わせていただくならば、彼の意志が弱いとか、ダメな人間だとか、恩を仇で返す性根の腐《くさ》ったヤツという表現は的を射ていません。彼は病気なのです。

彼がかかっている病気は、「薬物依存症」（正確には「覚せい剤依存症」）です。これから詳しくお話ししていきますが、一度、薬物依存症になってしまうと、脳のプログラムが書き換《か》えられ、常にそれを欲する強烈な誘惑にさらされます。薬物が切れると猛烈な身体的苦痛にさいなまれ、判断力が低下します。もはや意志の力でどうすることもできず、また薬物に手を出してしまうのです。

しかもやっかいなことに、依存症を完治させるのは非常に難しく、しばらく離れていたのに、何かのきっかけで依存状態に逆戻りしてしまうことが、よくあるのです。元タレントTの場合も、心では「薬物を断ち切って、健常な頃に戻りたい」と思っているのでしょうが、身体的・精神的に薬物依存から完全に抜けきることができずに、再犯を繰り返してしまうのだと思います。

オリンピックにも出た元体操選手が、覚せい剤取締法違反で何度も逮捕され、世間を呆《あき》れさせているのも同じことです。彼女も薬物依存症から抜け出すことができずに、悪いことだとわかっていながら、クスリに手を出してしまうのです。

「依存症に依存する」社会、日本

問題はここで終わりません。麻薬による薬物依存の怖さは、繰り返しテレビで報道されることもあり、多くの方がご存じのことでしょう。薬物中毒者の再犯率の高さも、かなり認知されていることと思います。

しかし、依存症の原因となるものは麻薬ばかりではありません。アルコール、ギャンブル、セックスはもとより、最近ではゲーム、携帯電話、あるいは恋愛までも依存症に結びつくようになりました。

対象がどんなものであれ、依存症になるとそれが手放せなくなり、常にその対象にコミットしていたいという欲求を抑《おさ》えることができません。そして、その結果、経済的破綻《はたん》に追い込まれたり、家族が崩壊したり、対人関係、あるいは仕事に重大な齟齬《そご》が生じるなど、生活するうえで大きな問題を抱えることになるのです。

それが、依存症の怖いところです。

さらに怖いのは、現在の日本社会が「依存症に依存する」社会構造になっていることです。依存症を誘発しやすいものが身の回りにあふれ、消費者を依存させることによって利益をあげるビジネスがたくさんあります。私たちは、そうした「依存症のタネ」に囲まれながら生活していると言っても過言ではないでしょう。

元タレントTは、けっして特別な存在ではありません。みなさんは、気になって仕方がないもの、やりたくてしょうがないものがないでしょうか。手放すと落ち着かなくなる対象がないでしょうか。

誰もが依存症になってしまう危険を持っています。

そう、もしかすると、あなた自身も依存症にかかっているかもしれないのです。

対応が遅れている「行為に対する依存症」

依存症という言葉は、もともとアルコールや覚醒剤、麻薬、ニコチンなど、依存を起こしやすい物質に対して生じる、それがやめたくてもやめられない状態に対して用いた言葉です。

アメリカの精神医学の診断基準であるＤＳＭ－Ⅳ（『精神障害の診断と統計の手引き』第Ⅳ版、Diagnostic and Statistical Manual of Mental Disorders）でも、依存症は物質使用障害のひとつとされていますし、ＷＨＯ（世界保健機関）による国際的な精神および行動の診断基準であるＩＣＤ－10（『疾病及び関連保健問題の国際統計分類』、International Statistical Classification of Diseases and Related Health Problems）においても、依存症は「精神作用物質による精神および行動の障害」に含まれています。

要するに、依存症とは、何らかの物質に対して依存が生じるものであると考えられてきたわけです。

このような物質に対する依存に関しては、古くから研究が続けられてきました。精神科の中でも専門の外来が設《もう》けられたり、専門の病棟が用意されたりしてきたので、治療プログラムもかなり整備され、またそれが民間に伝わり、断薬、断酒などの民間プログラムも相当に広く用いられるようになってきました。

それに対して、最近注目されているのは、「物質を介さない依存症」といわれるものです。

たとえば、ギャンブルや買い物、あるいはセックスのような「行為」に依存してしまい、それがわかっているのにやめられない、やめたくてもやめられない状態になると、ギャンブル依存、買い物依存、セックス依存などと呼ばれます。

これらの症状も、物質依存と同様に、経済的な基盤が破綻したり、仕事や家庭生活が続けられなくなる、といった悲劇的な結果をもたらします。

このような行為に対する依存は、物質に対する依存に比べて、まだ十分に研究が進んでいるとはいえません。前述したDSM‐ⅣやICD‐10のような精神障害の国際診断基準にも記載されていない、新しい概念なのです。ギャンブル依存症については、「他のどこにも分類されない衝動制御の障害」(窃盗癖や放火癖などもこれに含まれる)の一種として「病的賭博《とばく》」という診断名になっていて依存症の中に含まれていませんし、ゲームやネットの依存症はどこにも記載されていません。

行為に対する依存はまだ未解明な部分も多く、治療プログラムも確立していないいために、現場が混乱し、十分に対処できない場合も多いと思われます。

そこで、物質に対する依存、行為に対する依存それぞれについて、その代表的ケースを紹介し、その依存症がどんなトラブルを引き起こしやすいのか、見てみることにしましょう。

アルコール依存症の本当の怖さ

では、まず物質に対する依存から見ていきましょう。物質に対する依存の代表的なものは、アルコール依存、薬物依存、ニコチン依存などです。なかでも、もっともポピュラーなのが、アルコール依存症でしょう。

アルコール依存症は、文字通りお酒を飲まないと、いてもたってもいられない症状です。酔っ払ってへべれけになる人をしばしば「アル中じゃないの？」ということがありますが、深刻なアルコール依存症はそんなレベルではありません。

朝起きた瞬間からアルコールを渇望し、一度飲み始めると、自らの意志で飲酒をコントロールできなくなり、意識がなくなるまで飲み続けます。アルコールによって思考判断が低下し、ひどい暴言を吐いたり、時には暴力を振るうこともあります。また逆に、自らをダメな人間だと思って落ち込み、「死にたい」と周囲にわめき散らす者もいます。

このようなアルコール依存症の人間は、連続飲酒によって肝臓や腎臓《じんぞう》などの内臓に大きなダメージを受け、酩酊《めいてい》して家族などとたびたびトラブルを引き起こすようになると、その精神的苦痛をやわらげようと、さらに飲酒を繰り返してしまいます。

アルコール依存症が怖いのは、トラブルで社会的・人間的信用を失墜《しっつい》させてしまうことがあるばかりでなく、重篤《じゅうとく》な内臓疾患や、過度なストレスからの自殺など、何らかの形で死に至る例が少なくないことです。アルコール依存症患者の一〇年後の死亡率は三〇～四〇％にものぼる、という統計もあります。

また、断酒をしてもう治ったと思っていても、たまたま何かの席でビールを一口飲んだだけで、再び元の連続飲酒状態に戻ってしまうこともよくあります。完治が非常に難しいのです。

アルコール依存症にならないと言い切れますか？

日本の飲酒人口は約六〇〇〇万人、そのうちアルコール依存症患者は二三〇万人にものぼる、といわれています。

多くの人はアルコール依存症など自分には関係ないと思っているかもしれませんが、実はそう安心してもいられない現実があります。アルコールはスーパーでもコンビニエンスストアでも手に入る身近な存在であるため気付かれにくいのですが、実際には依存症の一歩手前まできているのに、本人はまったく自覚していないケースが少なくないのです。

では、次に掲《かか》げる質問に当てはまるかどうか、自分でチェックしてみてください。

□飲酒量を減らさなければいけないと考えたことがあるか？
□他人があなたの飲酒を非難するので気にさわったことがあるか？
□自分の飲酒について悪いとか申し訳ないと感じたことがあるか？
□神経を落ち着かせたり、二日酔いを治すために「迎え酒」をしたことがあるか？

これはイギリスで生み出された「CAGE」と呼ばれるアルコール依存症のチェックリストで、一項目でも当てはまれば、飲酒に問題がある可能性があり、二項目当てはまると診断上はアルコール依存症と判断されるのです。思い当たるふしがあり、驚いている方もいるのではないでしょうか。

ちなみに、アメリカ精神医学の診断基準DSM-Ⅳの診断基準も別表に掲げておきました(25ページ)。表の「物質」を「アルコール」に読み換えて確かめてみてください。どうでしょうか。お酒を飲む人で、これらの項目にひとつも当てはまらないと言い切れる人がどれだけいるでしょう。何かしら当てはまる、あるいはときどきそういうこともあるかもしれないと感じるのではないでしょうか。

そうです、お酒を飲む人にとってアルコール依存症は他人事《ひとごと》ではないのです。何かつらいことがあり、たまたま逃避の手段として、お酒を選んでしまう。そこから深みにはまり、アルコールから逃げることができなくなる。

そんなちょっとしたきっかけで、誰もが足を踏み外す危険にさらされているのです。

飲むと自分をコントロールできなくなる

毎日お酒を飲んで酔っ払うだけでは、アルコール依存症ではありません。ただ、ある程度依存が進むと、少しでもお酒を口にすると、自分で自分をコントロールできなくなり、ほどよいところで切り上げることができずに延々《えんえん》と飲み続けてしまうのが、アルコール依存症の症状です。

ひどくなると、酔っ払って寝てしまい、起きるとまた飲みだし、酔っ払うと寝るという行為を何日も繰り返します。

適量でやめることができなくなり、酔って人とトラブルを起こしたり、ひどい二日酔いで仕事に身が入らない、約束の時間をすっぽかすなど、社会生活に問題が生じるようになっても、飲酒をやめられません。

「これ以上飲むと肝臓を壊す」と脅《おど》されても、「こんなことを続けるなら離婚する」と三行半《みくだりはん》を突きつけられても、「もう解雇するぞ」と最後通牒を告げられても、やめ

■DSM-Ⅳの診断基準（物質依存）

12カ月以内に以下のうち3つ（またはそれ以上）の症状が示される

1）	耐性	a	酩酊または希望の効果を得るために、著《いちじる》しく増大した量の物質が必要となる
		b	物質の同じ量の持続使用により、著しく効果が減弱
2）	離脱	a	その物質に特徴的な離脱症候群がある
		b	離脱症状を軽減したり回避したりするために、同じ物質を摂取する
3）	その物質をはじめのつもりより大量に、またはより長い期間、しばしば使用する		
4）	物質使用を中止、または制限しようとする持続的な欲求または努力の不成功のあること		
5）	その物質を得るために必要な活動、物質使用、または、その作用からの回復などに費やされる時間の大きいこと		
6）	物質の使用のために重要な社会的、職業的または娯楽的活動を放棄、または減少させていること		
7）	精神的または身体的問題が、その物質によって持続的、または反復的に起こり、悪化しているらしいことを知っているにもかかわらず、それでも物質使用を続ける		

（『DSM-Ⅳ-TR精神疾患の診断・統計マニュアル』高橋三郎ほか訳、医学書院より）

ることができないのです。

やめられない理由のひとつは、アルコールが体内から抜けると生じる不快な離脱症状に耐えられないからです。

お酒をやめて数時間後に現われる早期離脱症状群は、手や全身のふるえ、発汗、不眠、吐き気、血圧上昇、集中力の低下などです。「離脱症状」というのは、簡単にいえば禁断症状のことです。こうした不快な症状が現われても、お酒を飲むときれいさっぱり消えてしまうので、なかなか飲むのをやめられません。

アルコールが切れて二〜三日後には後期離脱症状群が現われます。主要な症状は、幻視、見当識《けんとうしき》障害、興奮などです。見えるはずがないものが見えたり、人や場所の見分けがつかなくなったり、不安や恐怖から興奮して騒ぐようになるのです。

アルコール依存症に気付かず、放置したままだと、取り返しのつかない結果になることが少なくありません。何度も述べているように、家庭内、仕事関係、対人関係でしばしばトラブルを起こすようになり、家庭崩壊、失業、親しい者からの絶縁など、社会生活が崩壊します。

また、大量飲酒によって肝障害をはじめとするさまざまな病気のリスクが高まり、体調を崩して死に至るケースも少なくありません。

さらに、アルコール依存と自殺の因果関係も指摘されています。現在、日本では毎年約三万人もの自殺者が出ますが、国立精神・神経医療研究センターの報告では、その二三％がアルコール依存症かそれに近い状態だったとのことです。つまり、年間七〇〇〇人もの人がアルコール依存がらみで自ら命を絶っているのです。アルコール依存症になって、うつ病が悪化したり、また家族も仕事も失って孤立することが多いために、「自分はもう生きている価値がない」と、突発的に自殺を図るケースが多いそうです。

こうして見てみると、アルコール依存症の危険性がよくわかります。お酒に溺れ、自分で自分をコントロールできなくなった挙げ句に、家族も仕事も失い、孤独のうちに死を迎えることになるのです。

そのような悲惨な目に遭《あ》う人は、後を絶ちません。病気にかかっている自覚がないまま、破滅への道を転がり落ちていくところに、アルコール依存症の真の恐ろしさがあるのです。

精神を破壊する薬物依存

薬物依存も物質を介する依存症のひとつです。冒頭で述べたように、麻薬や覚醒剤などの禁止薬物の依存症は、再犯率が非常に高いことがわかっています。つまり、一度逮捕され、服役《ふくえき》して「もう絶対に手を出さないようにしよう」と決心しても、欲求に支配され、また手を出してしまう確率が高いということです。それだけ、強烈な依存にかかっているということなのです。

麻薬や覚醒剤以外にも、鎮痛剤や睡眠薬など、依存症を引き起こす薬物は身近にたくさんあります。最近では、法の網の目をすりぬける脱法ハーブなどが問題になっていますが、これは構造式が麻薬や覚醒剤と非常によく似ていて、禁止薬物と同様、多幸感が得られますが、その一方でひどい幻覚や幻聴、妄想などを引き起こし、さまざまなトラブルを起こす原因となります。

アルコール依存や薬物依存などの物質依存は、身体依存と精神依存の二つのメカニズムが働くとされています。

身体依存というのは、薬物や物質が体内に一定量なければ、生体の正常な状態が維持できない状態のことで、何らかの事情によって（とくにその薬物をやめようとするとき）、体内の薬物の量が減少すると、禁断症状、あるいは離脱症状といわれるものが生じます。これがあまりに不快なために、依存から離れられないのが、薬物依存や物質依存の難しさです。

最近では、入院治療や減薬プログラム、あるいはニコチン依存の場合はニコチンパッチ、精神安定剤など、離脱症状をやわらげる物質の進歩によって、かなり不快な症状が緩和されるようになりました。

しかし、麻薬や覚醒剤の場合は、かなり強い身体依存が残るケースが少なくありませんし、また離脱に成功して正常な状態に戻ったとしても、一定期間を経てから、急性中毒のような症状が再燃するフラッシュバック現象もみられます。一度、依存症になってしまうと、常に再発の危険を抱え込まなければならないのです。

ます。

ちょっとした油断が、人生をメチャクチャに

流通する禁止薬物の傾向をみると、欧米は現実逃避型、日本は覚醒型といわれています。

欧米では、ヘロインやモルヒネなどのトリップする麻薬が多く出回り、現実を忘れて夢の世界、空想の世界、ファンタジーの世界に入ることが好まれているようです。それに対して、日本では覚醒剤に代表されるように、心身の働きを一時的に活性化する薬物が広がっています。戦前戦中に、疲れを取り眠気をさます薬品として「ヒロポン」（覚醒剤と同成分）が売られていたことも影響しているかもしれません。

日本と欧米では人々が手を出す禁止薬物の傾向に違いはありますが、どちらの薬物を使うにせよ、深刻な依存症を引き起こし、幻覚や被害妄想に襲われ、周囲とトラブルを起こし、自分ばかりか家族や親しい人の人生までメチャクチャにしてしまうことに変わりはありません。

覚醒剤の成分アンフェタミンやメタンフェタミンは、脳内のドーパミンと呼ばれる神経伝達物質を強制的に放出させ、強い多幸感をもたらします。そのため、もう一度

その感覚を味わいたいという強い渇望を呼び、依存するようになります。使用を繰り返すうちに、今度はドーパミンの反応が低下していくので、より大量に、より頻繁《ひんぱん》に覚醒剤を使用するようになります。

覚醒剤は激しい幻覚や妄想を引き起こすことが知られています。依存が進行すると、疑心暗鬼になって誰も信用できなくなり、誰かが自分のクスリを狙っている、隠している、さらには自分を殺そうとしていると思い込み、さまざまなトラブルや事件を起こすようになります。

最初は誰もが「一度くらいは大丈夫だ」と考えるようです。興味本位から、知人、あるいは付き合っているパートナーからすすめられて、安易な気持ちで手を染めてしまうのです。

しかし、それが地獄への入り口です。覚醒剤は一度ではまる危険性が非常に高い薬物で、しかも依存を強める速度が速く、半年から数年という短い期間で破綻を迎えます。破綻とは、事件を起こしたり、家族離散になったり、自ら命を絶ったりする悲惨な出来事が現実化することです。覚醒剤は、それほど恐ろしい薬物なのです。

また、最近は覚醒剤以外にも大麻などが広がりつつあるようです。大麻の成分に酷《こく》似《じ》した脱法ハーブも含め、若い人たちの間にじわじわと浸透しているようなのです。

大麻については、多くの人が誤解をしています。たとえば「大麻はタバコより依存性がなく、アルコールより安全」だと、まことしやかに伝わっていますが、それはまったくの誤りです。大麻は依存を引き起こす薬物であり、強い幻覚をもたらします。その結果、発作的にビルから飛び降りたり、被害妄想にとらわれて人を襲うなど、非常に危険なクスリなのです。

さらに危険なのは、大麻を入り口にして薬物依存になり、そこから覚醒剤や麻薬などのより強力な禁止薬物に手を出すケースが少なくないことです。依存症の特性として、より強い刺激、より強い快楽を求めて、どんどん行動がエスカレートしていきます。そうなると、転落の道をまっしぐらであり、まさに「人間やめますか」という状態になってしまうことを、しっかりと認識しておかなければなりません。

行為に対する依存の代表・ギャンブル依存症

アルコールや薬物などの物質に対する依存に対して、最近問題となっているのが物質を介さない依存――行為に対する依存です。

その代表格といえるのが、ギャンブル依存症でしょう。ギャンブル依存症は、パチンコ、パチスロ、競馬、競艇、競輪などのギャンブルにはまり、自分の意志では抜け出せなくなった状態です。

覚醒剤や麻薬、アルコールに依存するより、ギャンブル依存はまだマシと思う人もいるかもしれませんが、それは甘い考えというものです。

ギャンブルに勝つことで予想される快楽への欲求が強くなりすぎて、これまでの学習や人生経験で得られた我慢の脳のプログラムが書き換えられたような状態となり、理性に反してギャンブルを繰り返すようになってしまいます。

ギャンブル依存症が怖いのは、負け続けてもギャンブルから足を洗うことができず、借金を重ね、家庭崩壊に至るケースが多いことです。

日本では、浪費や賭博などの射幸《しゃこう》行為で借金が膨らんだ場合、破産しても債務の支払い義務が残る可能性があります。そのため、莫大《ばくだい》な借金を背負い、家族も巻き込んで悲惨な末路をたどる場合が少なくありません。

お隣りの韓国では、ギャンブルで身を持ち崩す人の急増が大きな社会問題となり、パチンコを全面的に禁止しました。パチンコのテレビCMが堂々と流されている日本とは大違いです。

連日、大盛況のパチンコ店を見ると、ギャンブルにはまっている人は相当多いといわざるをえません。厚生労働省の調査によると、ギャンブル依存症の人間は約五六〇万人にも及ぶといいます。これは少なく見積もった数字ですから、実際は予備軍を含めれば、この何倍もの人がギャンブルの快楽にはまり、人生を棒に振りかねない状態にあるといえます。

週に何度もパチンコ屋に通ったり、競馬場に行ったりしていませんか。常にギャンブルのことを考えていませんか。

いまはまだお小遣いの範囲で遊べていても、そういう人は要注意です。

若者を中心に広がるネットゲーム依存症

さらに現代的な依存症として、最近問題になっているものがあります。

「眠らなきゃいけないとわかっているのに、どうしても、やめることができない」

「知らないうちに、かなりの金額を注《つ》ぎ込んでしまった」

こんな相談で病院を訪れる人が増えているのです。

そう、これは行為に対する依存のひとつである「ネットゲーム依存症」です。パソコンゲームやテレビゲームをやめられない人は昔からいましたが、ネットゲームが怖いのは、ゲーム自体は無料であっても、キャラクターの能力や攻撃力を高める有料アイテムがそろっていることです。この有料アイテムを使うと、ゲームが格段に進むため、一つ二つと買っていき、気付くと毎月何万円も支払うようになるのです。若い人を中心に、こうしたネットゲームにひたりきる人が急増しているのです。

携帯電話やスマートフォンの普及が、ネットゲーム依存症の増加に拍車をかけています。外でもゲームにアクセスすることができるからです。

典型的なケースは、次のようなものです。

あるオンラインＲＰＧ（ロールプレイングゲーム）をはじめた当初は、ひまつぶし程度に遊ぶだけでしたが、だんだんのめりこんでいき、四六時中ゲームに没頭するようになりました。ほとんど寝ないでゲームをしていることも珍しくはありません。

最初は無料の範囲内で遊んでいましたが、あるとき、ひとつだけならと思って課金アイテムである武器を買ったら、驚くほど自分のキャラクターが強くなったので、いけないとは思いながらも次々と買ってしまい、ついにひと月で一〇万円も使ってしまいました。

多くのゲームはクレジットカードで決済されるため、ここまでくると過大な請求に親も気付きます。寝食を忘れてのめりこみすぎると、遅刻や欠席も目立つようになり、問題が発覚した時点で、親にネットゲーム禁止を言い渡されることも多いようです。

それで一時はネットゲームから離れるのですが、ほとぼりが冷めるとまた再開するようになり、同じことを繰り返してしまうのです。

これが進むと、不登校になったり、ひきこもりのような暮らしを始めるケースも少なくありませんから、薬物依存やアルコール依存、ギャンブル依存よりマシだと考えるのは危険です。人生を壊してしまうという意味では、他の依存症と同様に深刻な状況をもたらすと認識しておかなければなりません。

実はセックスも依存症になりうる

行為の依存症は、まだまだあります。

たとえば、セックス依存症というものを聞いたことがあるでしょうか。ハリウッドの有名スターが治療を受けたというニュースも流れましたから、この依存症の存在を知っている方もいるでしょう。

モニカ・ルインスキーと不適切な関係を持ったクリントン元大統領や、次々に不倫が暴露《ばくろ》されたプロゴルファーのタイガー・ウッズも、セックス依存症が疑われています。

セックス依存症とは文字通り、セックスを強迫的に繰り返すものです。性欲を自分でコントロールすることができず、常に関係を求めたり、不特定多数の人間と性行為を行なったりします。セックスそのもの以外にも自慰行為や露出、のぞき行為、ポルノ図画の収集といった形で現われることもあるようです。

成長過程で肉親から十分な愛情を得られなかったことに起因するという説もありますが、性的な刺激にあふれた現代の環境も依存症の誘発に何らかの影響を与えているかもしれません。

過度なセックスを続けることは、もちろん体への負担を考えても望ましいことではありません。しかし、それ以上に、重大な性病に感染したり、望まない妊娠をしてしまうというリスクのほうが大きいでしょう。

さらに、欲望を抑えきれずに不特定多数の人と性交渉を持つと、恋人や友人との絶縁、夫婦関係の崩壊など、深刻な人間関係のトラブルに発展することが少なくありません。また、社会的な信用を失ったり、犯罪に巻き込まれるケースもありますから、その人の人生に重大な影響を及ぼす依存症であると認識しなければなりません。

そして何より、セックス依存症の人は、性行為を繰り返すうちに、強い虚無感を抱いたり、不安や失望にさいなまれたり、自分を価値のない人間だと思い込んだり、疑似恋愛にすがるなど、精神的なトラブルを抱えることが珍しくないようです。これが進むと、他人への暴力行為や、リストカットなどの自傷行為に発展します。

自分の性生活に問題や不安があるなら、一度精神科の受診をおすすめします。人間関係が崩壊し、社会的な信用を失う前に、過度なセックスへの依存を断ち切り、精神状態のバランスをとることが大切なのです。


誰かとつながっていないと不安が募《つの》るケータイ依存症

ケータイ依存も、最近見られるようになった依存症のひとつです。

あなたは、メールを受信したとき、即返信しないと気が済まなくはないでしょうか。また、自分が送ったメールに対して、相手がすぐにレスポンスを返してこないとイライラすることはないでしょうか。

メールの受信を見逃さないように、携帯電話を常に手元に置いておかないと不安に駆《か》られたり、ひっきりなしに受信状況をチェックしなければ気が済まないということはないでしょうか。

何か当てはまるものがあるのなら、もしかするとケータイに過度に依存しているケータイ依存症かもしれません。

ケータイ依存症はケータイ世代の若者に多いようですが、実際、多くの若者はケータイを中心に一日が回るような暮らしをしています。これが高じると、仕事中も常にケータイを見ていて、仕事への集中力が低下し、ミスばかりしてしまうといったことになりかねません。また、メールへの返信が遅いと、友人といさかいを起こし、交友関係を狭《せば》めることになるかもしれません。

その他、ダイエット依存やソーシャルメディア依存、さらにはお笑いタレントNの洗脳騒動で話題になった占い依存など、依存症、あるいは依存症に近い症状を引き起こす対象はたくさんあります。

現代人はみな、何らかの依存症にかかっていると言われるように、みなさんもなくてはならないもの、いじっていないと不安に駆られるものがあるのではないでしょうか。

自分では気付かないうちに、依存の度合いを深めていく。そして、いつしかどっぷりとはまって手放せなくなり、自分ではコントロールできなくなってしまう。それが依存症の怖いところです。

「建前社会」が依存症を量産する

薬物依存やアルコール依存などの物質依存だけではなく、メールやケータイ、ゲーム、ギャンブルといった行為依存を含めると、依存症の人間は恐ろしい勢いで増加していることでしょう。それは日本だけのことではなく、世界中で同様のことが起こっているのは間違いありません。

なぜ、何かに極端に依存する人々が増えているのでしょうか。

精神分析的な観点では、そこには「口愛《こうあい》欲求」が関係すると説明されています。口愛欲求とは赤ちゃんが母親のおっぱいを求めてしがみつく本能的な欲求で、幼い頃に母親から十分な愛情を注がれなかった人や、小さい頃に寂しい思いをした人が、依存症になりやすいといわれているのです。

私はこの分析を必ずしも支持してはいませんが、経験的に「他人に素直に依存できない人が依存症になりやすい」傾向が強いと考えています。また、人見知りで孤独がちの人が依存症に陥りやすいという傾向は、たしかにあるのです。

友達とよく食事に行ったり、飲みに行ったり、あるいは人に悩みごとを打ち明けられる人は、アルコール依存症やギャンブル依存症になることは少ないといえます。アルコール依存症になる人は、単身赴任で寂しい思いをしていたり、離婚で家族を失ったことがきっかけで酒に走るというケースが非常に多いのです。

他の依存症でも同様の傾向があり、いじめに遭ったり、ちょっとした仲間はずれになって孤立感を深めたことがきっかけになって、何かに猛烈に依存するようになったという人がたくさんいます。

そうした傾向を見ると、私は現在の日本の社会そのものが依存症を生み出しやすいものになっているのではないかと危惧《きぐ》を覚えます。

都市化や核家族化の進行によって、日本の共同体の崩壊が指摘されていますが、その結果、人と人とのコミュニケーションが建前的になり、深く関わりあうことを避け、本音を打ち明けにくい社会になっているのではないでしょうか。

そうした側面は子供たちにも及び、全面的に頼れる親友と呼ばれるような存在が持てなくなっています。また、仲間はずれになることを恐れるあまり、「空気を読む」ことに気を取られて濃密なコミュニケーションが成立しにくくなってきています。

それらが、依存症の増加と深く関わっているように思うのです。

かつてアメリカに留学していたときに痛感しましたが、アメリカも相当な建前社会です。女性蔑視《べっし》的な発言はできませんし、「女は家庭にいて、ちゃんと子供を育てろ」などといおうものなら、それこそ莫大な慰謝料を請求されるような社会です。

夫婦間ですら本音をいえないようなところがあって、それはアメリカの病巣《びょうそう》だと感じたものですが、一方で精神科医療やカウンセリングが発達して、本音がいえない精神的圧迫を治療によってケアする仕組みが築き上げられています。これがアメリカの賢いところです。

日本もアメリカのように建前社会になりつつあり、同時に共同体も崩壊していますが、本音がいえない精神的苦痛のガス抜きをする仕組みが整っていません。そのため、日本人はストレスがたまる他人との関わり合いを避け、人ではない何か別のもののに依存するようになっていったのではないでしょうか。

依存症のタネがばらまかれている日本社会

さらに、私がもうひとつ問題視しているのは、日本には依存症を誘発するタネがそこら中に存在しているということです。

覚醒剤やマリファナは人を強度の依存症に陥らせ、社会的に見て問題となる行動を起こしやすくなるので、法律によって所持・使用が禁じられています。非常に依存性の強い物質であることがわかっているので、遠ざけて近寄れないようにしているわけです。

これは非常に賢明な措置《そち》ですが、他の依存症を誘発するものはどうでしょうか。

アルコール依存症を誘発するお酒は、コンビニで簡単に手に入るばかりか、テレビでも雑誌でも、お酒が飲みたくなるような広告があふれています。

ネットゲームやケータイゲームも、いまや一大産業となり、あの手この手で青少年の欲望を刺激します。有名ゲーム機の発売日には深夜から行列ができるように、社会現象となるほど多くの人々に浸透しているのです。

さらに、生活保護を受給している人が入りびたるなどの問題が取りざたされているパチンコ屋にいたっては、駅前の一等地に立地し、派手なネオンで大盛況です。これほどギャンブル場が身近にあり、アクセスしやすい国は、日本のほかにはありません。アメリカでさえ、ギャンブル場はネバダの砂漠地帯の片田舎に押し込めているのですから。

すでに多くの日本人は、こうした状況に慣れてしまい、違和感を覚える人は少ないのでしょうが、世界的にみてもこれほど依存症のタネが身近に存在する国はありません。まるで日本人全員を依存症にすることを目的としているかのように、至るところに依存症の原因となるものがあるのです。

どう考えても、これは異常だといわなければなりません。

依存症のタネがそこかしこに存在する現状はもとより、それを何とも思わなくなった日本人の感覚はおかしい。

これから詳しくお話ししていきますが、依存症は人々の意欲を減退させたり、その人の社会的能力を奪うだけでなく、社会全体の活力を奪っていきます。それは非常に由々《ゆゆ》しき事態であり、一九九〇年代以降、日本が低空飛行を続けている要因のひとつに、この依存症社会があるのではないかとさえ、私は考えているのです。

私たちは、いまこそ立ち止まってきちんと考えなければなりません。現状に目を向け、私たちが陥っている問題のありかを明らかにしなければなりません。日本を守るためにも、自分を守るためにも、そして子供たちを守るためにも、この問題から目をそらすことはできないのです。

第2章 あなたも「依存症」かもしれない

どこからが「依存症」なのか

依存症がやっかいなのは、薬物依存はともかくとして、お酒であれ、ゲームであれ、ギャンブルであれ、どこまでが健全で、どこからが依存症なのか判断が難しいということです。

人間というものは、基本的に自分にとって不都合なことに対しては否認心理が働くので、自分は依存症ではないと思いたがります。

連日お酒を浴びるように飲む人は、朝起きられなくて仕事を休みがちになっても、対人関係でトラブルを起こしても、「まだ、自分はアルコール依存症などではない。少し酒をひかえればいいだけだ」と思っています。

ネットゲームやケータイゲームにはまっている人は、どれほど長時間ゲームびたりの生活を送っていようとも、やめようと思えばすぐにでもやめられると思っています。「まだ仕事もちゃんとやっているし、問題はないよ」と彼らはいうことでしょう。

ギャンブル愛好者も同様です。足しげくパチンコ屋通いを続けていても、「まだ給料の範囲内でやっているから大丈夫」「借金をしてまではやっていないから」と、依存症であることを否定するにちがいありません。

共通しているのは、「それなりにバランスをとってやっているのだから、過度に依存して自分をコントロールできなくなるようなことはない」という思いでしょう。そこには、意志の力で引き返せる、自分だけは大丈夫という根拠のない思い込みがひそんでいます。

たしかに、依存症であるか、そうではないかの線引きは非常に難しいと思います。だからこそ、ＣＡＧＥテストやＤＳＭ-Ⅳなどといった診断基準が示され、できるだけ客観的に依存症のリスクを持つ人間を選別しようとしているわけです。

しかし、仮にこうした診断基準をクリアしたとしても、依存しやすいものに常時ふれているような人は、依存症になるリスクから必ずしも逃れられるとは限りません。

医療や戦争をテーマとした小説を発表し、山本《やまもと》周五郎《しゅうごろう》賞をはじめ数々の賞に輝いている作家で、ギャンブル依存症治療を積極的に行なっている医師でもある帚木《ははきぎ》蓬生《ほうせい》氏（医師としては本名で活動しているのですが、以下帚木氏と呼ぶことにします）は、依存症は進行性の病気だと述べています。

進行性の病気だということは、ガンと同様に、放っておくとどんどん悪化の一途をたどっていくということです。

それを防ぐためには早期発見・早期治療が重要で、定期的なガン検診等の受診が推奨されているわけですが、依存症の場合も、本来であれば酒量が多くなった、ゲームをする時間が長くなってきた、パチンコ屋に行く頻度が高くなってきた時点で、何らかのアクションを起こすことが望ましい。しかし、依存症の恐ろしさが世間に十分浸透していない現状では、それもなかなか難しいでしょう。

かくして、さまざまな依存症が進行していることに多くの人が気付かずに、依存症が蔓延《まんえん》することになるのです。

この状況を少しでも改善するには、依存症の怖さを多くの人に知ってもらうしかありません。そこで、この章では、依存症になるメカニズムと、依存症になることでどのようなデメリットが生じるのか、お話ししていきたいと思います。

脳の報酬系の異常が依存症を生み出す

これまで依存症は心理的な問題だと思われてきましたが、近年になり、強迫性障害における、ある行為がやめられない・止まらない状態や、その行為を行なっていないと生じるイライラ感、不快感、不安感は、脳の神経伝達物質の異常であるという考え方が強まってきました。

まだ完全に解明されたわけではありませんが、たとえば脳内報酬系と呼ばれる神経系に異常が生じているという専門家もいます。

報酬系とは、「喜び」を生み出す神経系で、多くの行動を促進する重要なメカニズムをになっています。

中脳の腹側被蓋野《ふくそくひがいや》から辺縁系や大脳皮質まで延びるA10神経は、興奮するとドーパミンを放出します。ドーパミンが放出されると、人は気持ちいいと感じるのですが、おいしいものを食べたときや、好きな異性が近くにいるときなどに興奮や満足感を覚えるのは、A10神経が刺激され、ドーパミンが放出されるからです。

私たちは、ドーパミンが放出され「快」を覚えると、再びその「快」を得ようと、同じような行動をとります。これが報酬系と呼ばれるものです。報酬を得ようと行動する→行動するから報酬を得られる——つまり、報酬によって行動が促進されるのです。

依存症は、この報酬系の異常によってもたらされるといいます。ある行動をとると、ドーパミンが過剰に分泌《ぶんぴつ》され、強い快を得られた。そうなると、もう一度その快を得ようと、行動に没頭するようになります。これが依存症の状態です。薬物やギャンブルで過剰なドーパミンの快感を体験したために、それが忘れられなくて、やり続けてしまうというわけです。

ただし、ドーパミンが放出される量や頻度が増えていくと、さすがに快感や喜びを感じにくくなっていくようです。すると今度は逆に、あせりや焦燥感を覚えるようになります。

以前のように強い快感を得るためには、もっと行動を強化しなければいけないのではないか。脳はそう感じるようになって、ますます行動に拍車をかけるようになるのです。

こうなると、もう「やめられない、止まらない」という状態で、頭では「もうやめなくちゃ」とわかっているのに、行動をコントロールすることができません。他のことには考えが回らなくなり、依存対象となる行動にますます没頭するようになります。

実際、依存症になった人でも、「どうして毎日酒びたりになってしまうのだろう」「なんで、こんなにゲームばかりやっているんだろう」と、自分の行動に疑問を持つこともあるようです。

しかし、アルコールを飲んだり、ゲームをやったりする以上に楽しそうなことが他に思い浮かばないといいます。繰り返しの刺激で報酬系が鈍ってくると、ドーパミンの放出が悪くなって、すべてにおいて快感や喜びを感じられなくなってきます。

アルコールやゲームを失ったら、楽しみはもうすべて失われてしまうのではないか。そんな恐怖や不安に駆られて、ますます行動に縛《しば》られていく。

これが、脳の報酬系からみた依存症に陥るメカニズムです。

依存症は、脳のプログラムを書き換えてしまう

もうひとつ、最近注目されているのは、脳のプログラムが書き換えられてしまうという説です。

マシュマロテストという心理テストがあります。どういうものかというと、子供にマシュマロをひとつ渡してこういいます。

「このマシュマロはいま食べてもいい。でも、これから先生はちょっと出かけてくるけど、戻ってくるまで食べるのを我慢したら、もうひとつあげるよ」

子供ですから、すぐに食べてしまう子供もいれば、大人が帰ってくるまで食べずに我慢する子供もいます。この子供たちを追跡調査してみると、我慢した子供たちのほうがその後の発達がいいことがわかったのです。

即時的な快楽を得るより、そこを我慢してより大きな快楽を得るという行為は、人間としての進歩とみることができます。

受験勉強がいい例でしょう。いま楽しく遊ぶのを我慢して禁欲的に勉強するのは、いい大学に入って、いい就職ができれば、大人になってからリッチな生活をすること

ができるという将来的な利益を考えてのことです。それは精神的な発達であり、成長です。

もっとも、世界的ベストセラー『EQ　こころの知能指数』の著者ダニエル・ゴールマンによると、それは生まれついての差異ではなく、トレーニングによって身につけられるものだといいます。つまり、人間は、他の動物と違って、即時的な快楽を我慢することによって、後々もっと大きな快楽を得ることができるように、しつけや教育の中でプログラムされていくのです。

そこで、依存症に目を向けてみましょう。冒頭で取り上げた元タレントTの行動を愚《おろ》かしいと感じる読者は多いはずです。

「また覚醒剤に手を出さなければ、芸能界復帰のチャンスもあったのに、欲望に負けるとはなんと馬鹿なことを」

そう感じるのはもっともなことですが、我慢できなくなるのが依存症の恐ろしいところです。

精神的な成長の過程で、私たちはいま即時的な快楽を我慢すれば、将来もっと大きな快楽を得ることができるというプログラムが書き込まれてきました。いま苦しいことをがんばることが、将来の自分の糧《かて》になると繰り返し言い聞かされてきたはずです。

しかし、依存症になると、幼い子供の状態——目の前にあるマシュマロを我慢できずに食べてしまう状態に戻ってしまいます。すなわち、何年もかけて教育を受け、しつけをされ、社会性を身につけてきた脳のプログラムが書き換えられて、ゼロに戻ってしまう、下手をするとマイナスになるように書き換えられてしまう病気——それが依存症であるという見方が強くなっているのです。

我慢するというのは、人間にとって非常に重要な能力です。我慢することができるから、さまざまな困難を乗り越え、物事に取り組んでいくことができます。その大切なプログラムが書き換えられ、初期化されてしまうわけですから、依存症は本当に恐ろしい病気なのです。

ってなります。

「たった一度」が取り返しのつかないことになる

多くの場合、脳の報酬系やプログラムに対して繰り返し刺激が与えられることによって、依存症が進行し、依存する対象をコントロールできなくなるといわれています。

繰り返し刺激で脳が変化することを確かめる実験に、「キンドリング現象」と呼ばれるものがあります。

一日一回、正常なラットの脳の扁桃体《へんとうたい》（側頭葉《そくとうよう》内側にある神経細胞の集まり）に弱い電気刺激を与えていくと、初めはなんともありませんが、そのうちひげがピクピクするようになり、やがて痙攣《けいれん》が起きるようになります。最終的には、何も刺激を与えなくても、てんかん発作が起きるようになるのです。このことから、脳に繰り返し刺激を与えることによって、脳の神経系に変化が生じることがわかります。

依存症はまさにこうした繰り返し刺激によって、ドーパミンの放出が繰り返され、脳のプログラムが書き換えられてしまったために引き起こされる病気なのです。

しかし、実際にはたった一度の刺激で強い依存をもたらすことがあることがわかっています。

覚醒剤や麻薬は、強烈な刺激を脳に与えるために、たった一度使用しただけで断ちがたい欲求が生まれ、また手を出してしまうことがよくあります。覚醒剤使用者の多くが、「一度使ったらやめられなくなった」と証言しているように、興味本位で一度でも手を出しただけで地獄に落ちてしまうのです。

また、アルコールの摂取回数が月に一、二度と少ないのに、しばしば飲酒が止まらなくなる人は、報酬系の刺激が起きやすい可能性があり、依存症へ進行しやすいといえるかもしれません。

他の依存症でも、同じようなことが起きています。初めて打ったパチンコで、ビギナーズラックの大当たりを経験し、それからズブズブにはまってしまった人も多いですし、ゲーム初心者だった人間が、ゲームをやめることができなくなり、昼も夜もなく何日もゲームをしつづけたという例もあります。

前述したように、法律に違反する禁止薬物を除けば、アルコールもゲームも、個人の健全な楽しみの範囲と依存症の線引きをするのがなかなか難しいのですが、たった一度やっただけでやらずにはいられなくなることもあるということは、知っておいたほうがいいでしょう。

常にそこにある再発の恐怖

依存症になると、自分をコントロールできなくなり、依存する対象に耽溺《たんでき》してしまいます。そこが「好き」と「依存」の境界線です。たとえば、本格的なアルコール依存の場合、一度飲み出すと抑えがきかなくなり、何日にもわたって飲み続けます。また、ゲーム依存では、食事をとるのも忘れて、何十時間にもわたりゲームをやり続けることもあります。

問題なのは、自分をコントロールできなくなる状態がすぐに再発してしまうことです。精神科や心療内科等で治療を受けて長期間、依存対象から遠ざかっていたとしても、一度でも依存対象に近づくとまた再発してしまうことがよくあるのです。

ある男性は仕事柄、毎晩のように接待でお酒を飲む生活を続け、次第に飲酒量が増えて、時には三日三晩酒びたりになるほどアルコールに依存するようになりました。

会社や家族内でもトラブルを起こしたことをきっかけに、専門機関を受診した男性は、家族のために断酒を決意しました。

断酒を続けるにはたいへんな努力が必要でしたが、男性は誓《ちか》いを守り続け、五年間まったくお酒を口にすることはありませんでした。おかげで、仕事も家庭も順調でしたが、あるとき大きなプロジェクトの成功祝いの席で、ビールに口をつけてしまったのです。

「一口だけだから大丈夫だろう」

そう考えたのが運の尽きでした。その席で、正体がなくなるまで飲み続け、家にかつぎこまれましたが、気がつくとまた飲み始めていました。それ以後、毎日のように飲酒するようになり、毎日二日酔い状態で会社に来ることを問題視されて地方に左《さ》遷《せん》、家族とも問題を起こして孤立するようになったのです。

そして、過度の飲酒のために肝障害となり、仕事を辞めざるをえなくなりました。それでもアルコールを断つことができない男性は、あるとき消息不明となり、二年後、山中で半ば白骨化した遺体が発見されたのです。

アルコールで前後不覚になり、山中で迷ってしまったか、自ら命を絶つために山に入っていったかはわかりませんが、たった一度の油断のために、それまでの努力も、自らの幸せも、また家族の平穏もすべて失ってしまう悲しい結末になってしまったのです。

薬物依存者が何年も服役して薬物を断っていながら、出所後すぐに再犯してしまうのも、それだけ依存症が脳に重大な影響を及ぼしているからに他なりません。小さな油断、ほんのちょっとした気の緩《ゆる》みにつけこんで侵入してくる依存の誘惑。その悪魔の誘いから逃れるには、依存症に対する認識をしっかりと持ち、依存しやすい対象にはできるだけ近づかないように予防するしかないのです。

「だらしがない」のではなく、「人格変異」という症状

ギャンブル依存症の治療にあたっている帚木氏は、「依存症は悪性腫瘍《しゅよう》より恐ろしい」と述べていますが、ギャンブル依存症になってしまうと、ギャンブルをすることがすべてに優先され、平気で嘘をつき、場合によっては親しい人間から金銭を盗むようになります。人間関係はどうなってもよくなり、ましてや社会的信用など眼中になくなってしまいます。脳のプログラムが書き換えられて、これまで学んできた道徳まで崩れてしまうのです。

「会社が潰《つぶ》れちゃって、お金がないんだ。助けてくれよ」

「三カ月以内に仕事を見つけて、耳そろえて返すから」

その人の以前の人格を知っている者は、そういわれると、「あいつだったら嘘はつかないだろう」とお金を貸してしまいます。

ところが、後になっていっていることがみんなでたらめだと発覚しても、依存症の人間は悪びれることなく、「パチンコに使っちゃった」と告白するのです。そして、「今度はちゃんと返すから、もう少し貸してくれよ」と平然と頭を下げる。ギャンブル依存症の人間の周りでは、こうした光景が日常のように繰り返されています。

借金が発覚して責められると、みな「もう二度とやらない」と誓いますが、それが守られることはありません。

こうした人格変異は、どの依存症にも見られます。「昔はあんなにいい人だったのに」「こんなことをするなんて信じられない」「もっと立派な人だと思っていたのに」――依存症になってしまった人間に近い者は、一様にそういいます。

そして、あまりの人格の堕落ぶりにあきれ果て、絶縁したり、勘当《かんどう》したり、厳しく叱責《しっせき》したりしますが、また同じことが繰り返されます。それもそのはずで、彼は依存症という病気にかかっているのです。

帚木氏は、依存症に「自然治癒はない」と断言していて、専門家によるしかるべき治療を受けなければ、破滅するまで同じことを繰り返すと警告しています。

しかし、依存症に対する認識が低い日本では、ほとんどの人が依存症にかかる人を「だらしのない人間」「ダメな人間」と思っていて、病気だとは考えません。

さらに、身内に依存症で問題を起こす人間がいることを恥だと感じる文化があり、依存症であることを隠してしまいます。これが、依存症の発覚を遅らせ、治療が遅れる大きな原因となっています。

依存症になりやすいのはどんな人か？

ここまで見てきたように、依存症は特別な人がなる特殊な病気ではありません。誰もがなりえる病気です。たとえば、毎日連続で飲酒している人は、アルコール依存症に進行するリスクを抱えています。

また、ゲーム、携帯電話、メール、ダイエット、セックスといった行為まで依存症になる可能性があると知れば、依存症は自分とは関係のない別世界で起こるものではないとおわかりいただけるでしょう。

そうです。他人事ではありません。依存症のタネは、あなたのすぐそば、場合によってはあなたの隣りや手元にあるかもしれないのです。

では、どういう人が依存症になりやすいのでしょうか。

たとえば、アルコール依存症は物質依存ですから、毎日お酒を飲む人がなるリスクが高くなるのは当然です。しかし、毎晩のように飲酒している人でも、依存症になりにくい人となりやすい人がいるのです。

クラブやバーを飲み歩いたり、部下を引き連れて連日酒場に繰り出すような人は、続けて飲酒をしていてもあまり依存症にはなりません。つまり、いつも他人とお酒を飲んでいる人は依存症になりにくいのです（もちろん、どんどん酒量が増えてきたり、家に帰ってからもお酒をもっと飲みたいと思ってひとりで飲むような場合は依存症に陥ってしまいますが）。

また、酒を飲んで暴れるとか、飲みすぎて急性アルコール中毒と呼ばれる症状になる危険性はあります。こちらも治療が必要ですが、急性アルコール中毒とアルコール依存症は、まったく異なる病気です。

アルコール依存症になりやすいのは、キッチンドランカーのように、原則的に家でひとり飲んでいる人です。ひとりで鬱々《うつうつ》と飲んでいるうちに、アルコールが抜けた状態ではいられないようになり、常にお酒を口にするようになります。

その結果、仕事を休みがちになったり、穴をあけたり、ミスを連発して著しく評価を低下させ、周囲の人間とまともなコミュニケーションをとれなくなって、ますます孤立を深めていくというのが、アルコール依存症の典型的なパターンです。

このことからもわかるように、依存症になりやすいのは、友達が少なく、人とコミュニケーションをとるのが苦手なタイプとされているのです。友達や仲間がいて、普段から良好なコミュニケーションがとれている人間は、人づきあいに時間が割《さ》かれますから、そもそも特定の物事に過度に没頭する時間的余裕がありません。

逆に見れば、孤独な人は有り余った時間をつぶすため、特定の物事にのめりこみやすい。それが依存症の扉を開いてしまうことになります。

その一方で、逆もまた真といえます。コミュニケーション能力が低く、孤独な人が依存症になりやすいのですが、依存症になるとのめりこむ対象に時間をとられて、他の人とのつきあいに時間をとらなくなります。そのため、ますます人とのコミュニケーションが減り、ひきこもりのような状態になってしまうことも珍しくありません。

どんなエリートでもなる可能性がある

薬物依存やアルコール依存になった人について、多くの人は「自己を抑制できない、だらしない人」という印象を持っています。また、生活保護を受けていながらパチンコ屋に入りびたる人々も連日テレビ番組で報道されていましたから、社会的に恵まれていない人がなりやすいと考えている人もいるかもしれません。

しかし、そうしたイメージはまったく当てはまりません。依存症は、人が考えているよりハイレベルな人でもなる病気なのです。

エリート官僚が単身赴任中に寂しさから酒びたりになって、アルコール依存症になることも現実にありますし、マカオのカジノで会社の金を数十億円使い込んだ某製紙会社オーナーも、おそらくギャンブル依存症になっていたと私はみています。

海外に目を移して見れば、元合衆国大統領のジョージ・W・ブッシュ（息子）にはアルコール依存症の既往歴があります。依存症で身を持ち崩しそうになっても、きちんと治療して再起できれば、人々から認められ、頂点まで昇り詰めることができるアメリカの社会のすごさを見てとることもできますが、いずれにしても上流階級であろうと、エリートであろうと、あるいは知識人であろうと、依存症から逃れることはできないということです。

身近に依存を誘発する因子があれば、身分などに関係なく、誰でも依存症になってしまうのです。

ですから、覚醒剤で逮捕されたり、アルコール依存で家庭崩壊したりしてしまうのは、自分とは関係のない特殊な環境のことだと思うのは安易にすぎます。誰にも依存症になる可能性があり、それはちょっとしたトラブルから孤独や疎外感を抱いたときに忍び寄ってくるものなのです。

危ないのは依存症だと気付かない人

危険なのは、自分が依存症だと気付いていない人たちです。

さすがに薬物依存ともなれば、自分が危険な状態にあることぐらいは認識しているでしょうが、その他の依存症では「自分が依存症である」と自覚する人は、おそらくかなり少ないでしょう。

アルコール依存症になりかかっている人は、昼間からお酒を口にしていても、「自分は本当の酒好きだ」と思っていることでしょう。

パチンコに依存している人は、毎日パチンコ屋に通っていても、「節度を守ってやっている」と思い込んでいるはずです。

ネットゲーム依存やメール依存は比較的最近出てきた依存症なので、これらが依存症に結びつくということさえ知らない人が大半でしょう。

実は長年、中毒とか嗜癖《しへき》とか離脱（やめると禁断症状などが出ること）と、診断があいまいだった状況から、「依存」という用語に統一するようになったのは、一九八〇年のＤＳＭ－Ⅲ（『精神障害の診断と統計の手引き』第Ⅲ版、ＩＣＤのほうでは一九六七年に依存という用語が初めて用いられています）のときからですから（実はＰＴＳＤという語もこのＤＳＭ－Ⅲで初めて採用されました）、精神医学の世界にとっても、依存症は古くて新しいテーマであり、治療が現実に追いついているとはとてもいえません。

特に、欧米に比べて日本では依存症のリスクに対する認識が非常に遅れています。なぜそのような状況になっているのか、次の章で見ていくことにしましょう。

第3章 誤解を広めるマスメディアの大罪

「生活保護叩《たた》き」は本当に正しいか

二〇一三年三月、兵庫県小野《おの》市議会で、「福祉給付制度適正化条例」が可決成立しました。反対は病欠を除くとひとりだけ、圧倒的賛成多数で可決となったようです。

この福祉給付制度適正化条例とは、生活保護費や児童福祉手当をパチンコなどのギャンブルで浪費することを禁じ、市民に情報提供を義務づけるという内容です。

昨今、生活保護費をめぐる人々の目が厳しくなっています。不正受給の発覚が相次いだことや、お笑い芸人の母親が生活保護費を受給していた問題などで、生活保護費受給の厳格化を求める声が高まっていると報道され、そのお笑い芸人は激しいバッシングを受けました。この条例もこうした一連の流れの中で提出され、可決されたのでしょう。

しかし、私は生活保護叩《たた》きも、また生活保護でギャンブルをすることを禁じる条例についても違和感を持って見ていました。実態をまるでわかっていない政治家とマスコミが、安易な認識のもとで進めている、浅はかな政策だと感じるからです。

生活保護費をもらいながら豪勢な暮らしをしている人や、不正受給している人に対して怒りを感じる市民感情はわかります。また、生活保護費を受け取ると、そのほとんどをパチンコや競馬などに注ぎ込んでしまう人がいることも理解しています。そして、それが一般市民の感情を逆《さか》なでしていることも。

多くの人が、生活保護受給者に反感を持つようになったのは、マスコミの報道の影響が大です。マスコミが、生活保護受給者を叩き、「ラクをして金を得ている怠《なま》け者」というようなイメージを視聴者に与えるので、一般の人々が生活保護受給者に対して悪感情を抱くようになったといっても過言ではありません。

しかし、その発想はあまりにも貧困です。もちろん、不正受給は厳しく取り締まり、ひどいケースは詐欺《さぎ》罪で立件するなどの対応をとるべきでしょう。脱税や各種補助金の不正受給など、どんな制度でも、それを悪用しようという輩《やから》が出てきます。生活保護だけが特別なわけではありません。「犯罪行為」を行なおうとする者に対して、厳しく処罰を下すことに私は異論はありませんし、そうすべきだとも思っています。

しかし、生活保護費をパチンコに使ってしまう人々まで取り締まろうとするのはどうでしょうか。それは果たして適正なことだと言えるのでしょうか。

おそらく、多くの人はこのように考えているのでしょう。

「生活保護費という公《おおやけ》のお金をもらっていながら、パチンコなんかに使うなんてふとどきもいいところだ」

「生活保護費をパチンコなどに使ってしまう人間は、モラルが欠如している」

「パチンコに行ってすってしまうくらいなら、生活保護費など出すな」

実態を知らない人の目には、生活保護費でパチンコを打つのは、堕落したダメな人間にしか映らないでしょう。国民の税金から供与される善意の生存権の支援をふみにじる卑劣な行為だと感じていると思います。

しかし、本当にそうでしょうか。

生活保護費をパチンコに使ってしまうような人は、お金が振り込まれるとわずか数日から数週間のうちに、ほとんどを使い果たしてしまいます。

彼らにとっては、生きるための貴重なお金です。そのお金で家賃を支払い、食べ物を購入し、生活しなければならないのです。そんな貴重なお金をわずかな期間で使い果たしてしまう。それは、いわば自分で自分のクビを締めるような行為です。実際、そういう人たちは、支給日前の一週間くらいは飲まず食わずのような状態で過ごすことが多いようです。そんな状態であるにもかかわらず、お金が入るとまっすぐパチンコ屋に向かってしまうのは、病気だからに他なりません。

彼らは、パチンコ依存症なのです。

すでに、説明したとおり、依存症は自分の行動をコントロールできなくなる病気です。アルコール依存症の人間がお酒を激しく渇望するように、パチンコ依存症の人間は、パチンコが打ちたくてたまらないのです。そして、お金が手に入ると、後先のことなど考えられなくなり、パチンコ屋に直行してしまう。このときは、自分の命よりもパチンコのほうが優先順位が高いからです。何よりもパチンコが打ちたくて、それ以外のことは考えられない状態です。

薬物依存も、アルコール依存も同様です。

覚醒剤で再犯を繰り返すのは、意志が弱いとか、反省が足りないという問題ではありません。前章で述べたように、脳のプログラムが書き換えられ、依存症という恐ろしい病気になってしまっているのです。

このことを私たちはよく理解しなければなりません。モラルや理性とは別のところに、この問題の本質があるのです。

視聴者をミスリードするマスコミの責任

生活保護受給者のパチンコや、禁止薬物の再犯、アルコールによる事件と依存症とのかかわりについて一般の人がほとんど知らないのは、マスコミに大きな責任があります。テレビも雑誌も、当事者のモラルの欠如や意志の弱さ、恩を仇《あだ》で返す行為と非難するばかりで、依存症という病気にかかっていると報じることはまずありません。

ましてや、薬物やギャンブル、アルコールに依存する者に必要なのは「治療」であるというメディアは皆無に近い。そのため、薬物やギャンブル、アルコールに依存する者は、社会の落伍《らくご》者という風潮が広がり、世間もそのような目で見ることになります。

私はこれまでテレビの危険な洗脳について警鐘を鳴らしてきました（関心のある方

は拙著『テレビの大罪』〈新潮社〉や『テレビに破壊される脳』〈徳間書店〉などをご覧ください）。

テレビが演出する単純な問題設定や過度な一般化、二者択一の結論などは、視聴者の認知機能を低下させていきます。その結果、善悪や好悪など物事を感情的に判断する極端な思考に走りがちになります。このような思考が広がると、世論は単純で極端な方向に誘導されやすくなってしまいます。

「生活保護費でパチンコを打つなら、生活保護など不要だ」「生活保護の不正受給があるから社会保障費が足りなくなるんだ。失業は自己責任なのだから、生活保護などやめてしまえ」といった乱暴な議論が幅をきかせるようになるのも、テレビによって視聴者の認知機能が壊されているからです。

冷静に考えてみればわかることですが、生活保護費を不正受給しているのはほんの一握りの人たちであり、生活保護費をもらってすぐにパチンコ屋に入りびたるような人たちは何度もいうように病気です。

それなのに、不正受給者やギャンブル依存症の受給者を過度にクローズアップすることによって、生活保護受給者全体が悪であるかのような印象を国民に与え、生活保護制度自体に問題があるかのような雰囲気をつくりあげているのです。

生活保護受給者は、一九九五年に約八八万人まで減少しましたが、その後増加に転じ、二〇一三年二月時点では約二一六万人になっています。

生活保護費の推移を見ると、年々増加をたどり、二〇〇一年に二兆円、二〇〇九年には三兆円を突破し、二〇一二年度は約三兆七〇〇〇億円にのぼります。この数字をもとに、政府は財政悪化の一因として大々的にアピールし、「生活保護費カット」の流れをつくりつつあります。

しかし、ここには大きな欺瞞《ぎまん》があります。生活保護受給者や生活保護費が増えているのは、けっして不正受給者やギャンブル依存の受給者のせいではありません。明らかに、人口の高齢化とバブル崩壊以降の経済不況と東日本大震災が原因です。

とくに二〇〇一年から二〇〇六年にかけての小泉《こいずみ》純一郎《じゅんいちろう》内閣時代は、受給者、保護費とも増大の一途をたどっています。小泉政権の構造改革によって表面上は景気浮《ふ》揚《よう》がなされたとされていますが、それは失業者や低所得者を増加させ、社会の底辺に負担を強《し》いる改革であったことがわかります。

このことからもわかるように、生活保護受給者や保護費が増大しているのは、不正受給者やギャンブル依存者が問題なのではなく、むしろ不況から脱せない経済運営の責任であり、低所得者により負担を強いる政策のせいです。

それなのに、マスコミはこのことを指摘せず、あたかも不正受給者やギャンブル依存者によって、生活保護制度が破綻に追い込まれているような印象を与える報道を繰り返しています。これではマスコミは恣意《しい》的に視聴者をミスリードし、権力者と結託して問題の本質から視線をそらしているといわれても仕方ありません。

そもそも、三兆七〇〇〇億円という日本の生活保護費がＧＤＰに占める割合は〇・七％とアメリカの五分の一以下です（アメリカは三・七％）。日本が負担している生活保護費は先進各国と比べてみても、格段に低いのです。

ところが、社会的弱者は国が援助するという、先進国なら当たり前に行なっていることを日本は放棄しようとしている。少なくとも、そのような雰囲気をつくろうとしています。その情報操作にマスコミが大きく関わっていることは明らかです。

無知なコメンテーターの無責任な発言

元タレントTが再犯で逮捕されたとき、何人もの芸能人が彼の罪を断罪し、意志の弱さに怒り、手を差し伸べたのに裏切られたことに対して腹を立てていました。ワイドショーのご意見番として陣取るコメンテーターたちも同様で、彼の人格を問題として取り上げ、モラルが欠落していることに対して憤《いきどお》りの言葉を並べていました。

私の知るかぎり、テレビのコメンテーターの中で、「あれは依存症という病気なので、きちんと治療しなければいけない」と述べていたのは、デーブ・スペクター氏ただひとりです。やはり彼はアメリカ人なので、依存症は病気であるという認識を持っていたのだと思います。

しかし、依存症の問題に限らず、テレビのコメンテーターたちの質の悪さは目を覆《おお》うばかりです。ワイドショーでは、芸能ゴシップばかりではなく、国民に直接関係する政策やしっかりとした考察が求められる事件なども取り上げられますが、多くの場合、まったく的外れなコメントに終始します。

専門家でもなければ、プロフェッショナルでもない芸能人や元アナウンサーといった人々のコメントですから、多少ピントがずれているのは仕方がないにしても、その無知さと不勉強ぶりは目に余ると考えているのは、けっして私だけではないでしょう。

怖いのは、テレビという非常に影響力の大きいメディアで彼らが語る言葉が、事実として、あるいは知識人の見解として世間に流布《るふ》していき、「それが常識」という雰囲気が形成されてしまうことです。テレビでコメントを発する人たちは、その点についてあまりにも無自覚であるといわざるをえません。

以前、国民的アイドルグループのメンバーが、酒に酔って自宅近くの公園で全裸になり、奇声を発するなどして警察が出動する事件がありましたが、このときコメンテーターたちは、「酒飲んでたら、これくらいのことはやったりするでしょう」「自分も若い頃、酔っ払って失態を演じたことがありますから、まあ大目に見ていいんじゃないですか」といった同情的な発言に終始しました。

芸能界に強い影響力を持つ芸能事務所に所属する、国民的な人気者ですから、かなり気を遣《つか》っていたことは想像に難《かた》くありませんが、それにしても無責任なコメントという印象はぬぐえません。

また、歌舞伎役者が六本木《ろっぽんぎ》で半グレと呼ばれる不良にからみ、大けがを負わされた事件でも、コメンテーターは同情的な発言を繰り返しました。

彼らの行為は明らかにアルコール依存が疑われるものです。全裸になった挙げ句、警官に乱暴を働いたり、明らかに不良とわかっている相手に喧嘩をふっかけるなどということが、泥酔者にはよくあることであるわけがありません。自分の周りに、そのような無謀な行為をした人間がいるかどうか考えてみればおわかりでしょう。

そのような自己破壊的行為は依存症の典型的な症状であり、だからこそ非常に危険な病気でもあるのですが、コメンテーターたちはその点に気づくこともなく、差し障《さわ》りのないコメントを発していました。

もしコメンテーターたちが同情的な発言の中に、アルコール依存症の怖さを少しでも交《まじ》えていたら、アルコール依存症について世間の注意を喚起することができたでしょう。それによって、身内に酒に溺れやすい人間がいたら、アルコール依存症を疑い、早期に治療を受けることができたかもしれません。

芸能人やタレントは、医者でもなければ、精神医療について詳しい知識をもっているわけでもありません。そのような人間でも、テレビの中で発言することは、一般の人々に驚くほど受け入れられ、浸透していくのです。それがテレビの怖さです。

芸能ゴシップ以外は、それぞれ専門家を呼んで、論点をわかりやすく解説してもらうなどすればいいと思うのですが、ある種の話題についてはそれもできない事情があります。一般の人間はその事情をまったく知らずに、今日もテレビの洗脳を受けているのです。

メディアが依存症を否定する社会をつくりあげた

薬物依存やアルコール依存になるのは、自分の意志が弱いから、ダメな人間だからという論調でマスコミが報じるために、日本では依存症になるのは自己責任という考え方が一般的になってしまいました。逆にいうと、覚醒剤やギャンブル、アルコールにのめりこむ人を病気ととらえる発想がありません。

アメリカをはじめとする欧米の先進国では、これらは病気と考えられ、それに対する治療と、治療に結びつける啓蒙《けいもう》、そして予防のためのさまざまな活動（広告規制や報道の自殺予防ガイドラインなどを含む）が盛んに行なわれています。

たとえば、先にも述べたように、ブッシュ・ジュニアは、かつてアルコール依存症であったことを告白しましたが、それによって意志が弱い人間だといわれることはなく、むしろアルコール依存症を治療によって克服した勇気ある人間として評価されています。大統領選においても、彼の人格を否定する材料とはなりませんでした。

また、一九九八年八月、ノルウェーのボンデビック首相は、うつ病を理由に休暇を取りました。きちんと治療を受けて一カ月後に復職すると、国民から大喝采《かっさい》で迎えられたのです。もともと自殺率の高い国だったノルウェーでは、このおかげで精神科治療への偏見が薄れたのか、精神科を受診する人が増え、自殺が三分の二に減少したという後日談までつきました。

新聞や雑誌報道から症状を類推するに、不眠や体重減少、抑うつ的な発言そのほかから、前回、安倍晋三《あべしんぞう》首相が突然やめたときは、うつ病に陥っていたと私は推定しています。

これを素直に打ち明け、元気になった姿を見せて「やはり精神科にかかる価値がある。薬はよく効く」と言ってくれれば、ずいぶん精神科の敷居は低くなったでしょう。しかし、安倍首相はそのことを隠してしまいました。おそらく一生カミングアウトはしないでしょう。

日本では、依存症やうつ病など精神科にかかる病気になるのは恥だとみなされて、誰もそれを認めようとしません。そのため、依存症やうつ病の兆候があったら精神科を受診しようということにならないのです。

この風潮をつくりだした責任の一端はマスコミにあります。日本のマスコミは、ちょっとした事件で数人が亡くなることには大騒ぎをしますが、その数百倍、いやもしかすると数万倍の死につながる依存症や自殺については、自己責任という扱いなのです。わざとではないにせよ、自分たちの不勉強がどれだけの死に結びついているのかがよくわかっていないようです。

自殺については、完全に精神状態が正常で、本当に自分の意志で死ぬ人がいるのかどうかさえ疑わしいといわれています。少なくとも自殺の八割は、なんらかの心の病

（多いのはうつ病、アルコール依存症、統合失調症）がからんでいるとされています。

マスコミは、凄惨《せいさん》な殺人事件の犯人が統合失調症で精神科に通院歴があるということばかり強調し、統合失調症の人間があたかもきわめて危険な存在であるかのように報道しますが、殺人を犯す者の一〇倍以上ともいえる患者が、自ら命を絶っているという現実についてはほとんど触れてきませんでした。適切な治療を受けてさえいれば、死なずにすんだ人も多いと思います。

私がマスコミ、とくにテレビメディアに大きな疑問を投げかける理由がここにあります。ある現象の一面だけをことさら大きく取り上げて、その裏に隠れているもっと影響の大きい問題を無視するのはなぜでしょうか。

不勉強ということもあるでしょう。厳しい視聴率競争のために、視聴者を釘付けにできるセンセーショナルな話題でなければ取り上げにくいということもあるでしょう。

しかし、こと依存症に限っては、もうひとつ理由があると考えています。テレビ局の人間が意識的に依存症の話題をタブーにしているかどうかは別にして、少なくとも無意識に依存症を取り上げづらいと感じる理由があるのです。

それは「広告」という、マスコミがもっとも気を遣わなければならない領域にかかわる問題です。

アルコール広告規制が厳しい欧米、甘い日本

なみなみとジョッキに注がれるビール、それをうまそうに飲むタレント――多くの人にとって見慣れたテレビCMでしょう。ビールばかりでなく、発泡酒、カクテル、ワイン、ウィスキー、焼酎等々、数多くのアルコール飲料のテレビCMが流され、私たちは日常的に目にしています。

当たり前のことのように感じられますが、これほどアルコール飲料のCMが日常的に流されているのは、実は先進国では日本だけだということをご存じでしょうか。

アメリカでは、ウィスキーやリキュールなどの蒸留酒《じょうりゅうしゅ》はテレビCMを打たない、ビール、ワインなどのアルコール度数の低いものについては原則としてテレビCMは問題ないが、人が飲んでいるシーンは出さないという厳しい自主規制が存在します。

フランスやスウェーデンでは、ほとんどのアルコール類のテレビCMを禁止していますし、オーストリアやスペイン、フィンランドなどは、度数の高い蒸留酒の広告を禁止しているそうです（共同ニュース「医療新世紀『飲酒の健康影響』」二〇一〇年六月八日）。

なぜ欧米でこれほどアルコールのCMに規制がかかっているかといえば、アルコール依存症の危険性が広く認識されているからです。飲み方や売り方にもいろいろと規制がかかっており、アメリカでは公共の場所での飲酒は禁じられていますし、酒類の自動販売機もありません。

WHO（世界保健機関）でも、「アルコールの有害な使用を低減するための世界戦略」が採択され、販売方法や広告などのガイドラインを示しています。広告に関しての改善の指針としては次のようなものがあります。

・アルコールの広告量を規制
・若者を対象にした活動に関連した販売促進を制限または禁止

・公的機関などによるアルコールの広告を監視するシステムの開発

このように、アルコールの広告を規制し、濫用《らんよう》を防止するのは世界的な流れになっています。アルコール依存症がもたらす悲劇や社会的損失が認識され、依存症の原因となるものを規制しているのです。

一方、日本はどうかといえば、広告に関しては午後六時以前には流さない、未成年向け番組には出さないといった程度のゆるい縛《しば》りしかありません。それも、ＷＨＯの勧告を受けて、酒類メーカーが自主規制として行なっているもので、法律で規制されているわけでも、テレビ局がメーカー側にＣＭ自粛《じしゅく》の要請をしたわけでもありません。

ここにひとつの問題があります。アルコールのＣＭは午後六時以降とはいえ、大量に流されています。どんなＣＭが流れているかと問われれば、一つや二つは答えられることでしょう。それくらいアルコールのＣＭは、私たちの日常に溶け込んでいるのです。

裏を返せば、テレビ局にとって酒類メーカーは大事なスポンサーであるということです。平成不況で企業の広告費が落ち込み、テレビ業界にも寒い風が吹いている中で、大スポンサーをこれ以上失うわけにはいきません。

そのため、テレビ局側から酒類メーカーのCMに対して細かい注文をつけることは避けたいでしょうし、ワイドショーの話題としてアルコール消費量を落とすような内容を取り上げたくないという意識が働いてもおかしくはないでしょう。

テレビがアルコール依存症の危険性をことさらアピールすることは、貴重なスポンサーの機嫌を損《そこ》ねることになるわけですから、意識的にせよ、無意識的にせよ、それを避けようとしたのではないでしょうか。

結果として日本のテレビ局は、世界中の先進国がアルコールのCMに規制をかけるなかで、国民の健康より自社の利益の確保を優先したことになります。

私が依存症拡大の戦犯のひとつとしてマスコミを非難するのは、そのためです。マスコミは、いったいどちらを向いて報道しているのか。あらためて、その姿勢を問わなければなりません。

飲酒運転の厳罰化の功罪

飲酒運転の厳罰化は、飲酒運転による死亡事故を大々的に報じたマスコミの後押しによって進んだものであることは間違いありません。

たしかに、二〇〇六年に福岡の「海の中道《なかみち》大橋」で起きた飲酒運転事故など、飲酒運転に起因する死亡事故は悲惨なものが多いと思います。この事故では、夫妻・三人の子供が乗った乗用車が飲酒運転の車に追突され、欄干《らんかん》を突き破り博多湾に転落、夫妻は助かりましたが、子供三人が犠牲になりました。

事故を起こした犯人は逃亡し、飲酒の事実を隠すために友人に身代わりを頼むなど、悪質な隠蔽《いんぺい》工作を行なっていたことが明らかになり、危険運転致死傷罪が認定され、懲役二〇年の刑が確定しました。

飲酒運転による、このような悲惨な事故をみると、飲酒運転の厳罰化は当然のように思えますが、厳罰化によってもたらされる負の面にも目を向けておかなければなりません。

ある高校教諭は、自分の送別会でお酒を飲みました。このときは、クルマは使わず、自宅まで歩いて帰りました。翌朝、財布がないことに気づき、クルマで前夜飲んだ店をたずね、財布の落とし物がないことを確認し、その足で交番に向かい、紛失届を出したのです。

このとき、警官から「酒臭くないか」と問われ、呼気検査を求められました。応じると、アルコール分〇・三ミリグラムを検出。それは「酒酔い運転」のレベルで、その教諭はその場で検挙されてしまいました。その結果、教諭は学校を懲戒免職となり、退職金も支給されませんでした。

この教諭の場合、翌朝まで酒が残っているのにクルマを運転するのは不注意であったといえます。しかし、事故も起こしていないのに、懲戒免職という処分はいかがなものでしょうか。ルールに則《のっと》って処分を決めたとはいっても、あまりにも杓子定規《しやくしじようぎ》な決定の仕方ではないでしょうか。

また、クルマしか移動手段のない地方では、飲み屋に閑古鳥《かんこどり》が鳴き、地方経済のさらなる打撃となっています。飲酒運転をしてもいいとはいいませんが、もう少し弾力的な運用をしてもいいのではないかというのが私の考えです。

さらに、アルコール依存症とのからみでいえば、いくら飲酒運転を厳罰化し厳しく取り締まっても、アルコール依存症の人間はクルマの運転をやめないでしょう。アルコール依存の人間は、飲まないと手が震えてきてしまいますから、常に飲み続けています。そしてなくなった酒を調達するために昼間に運転しています。飲酒検問は主に夜間で、アルコール依存の人間を捕まえることはできません。実は、飲酒運転でもっとも危険なのは、常に酒が切れないアルコール依存の人間なのです。

マスコミは、飲酒運転が減らないと、すぐにさらなる厳罰化を声高《こわだか》に叫びますが、それだけで本当に飲酒運転の問題が解決するのでしょうか。飲酒して運転する人間が悪いという風潮をつくりあげると、アルコール依存症の治療が進みません。常にアルコールが手放せないことを隠してしまうことになるからです。

結果的にマスコミの報道は、酒を飲んで運転する人間が悪いということで、その本当の原因となったアルコールの依存性にまで話が及ばないのです。

飲酒運転を減らすもっとも有効な方法は、アルコールを飲まずにいられない人、つまりアルコール依存症の人を治療に向かわせることですが、飲酒運転の厳罰化はそれを後退こそすれ、進めることにはつながりません。

よもやマスコミが、酒類メーカーを助けるために飲酒運転の厳罰化を推進しているとは思いませんが、もう少しアルコール依存への注意を喚起してもいいはずです。

飲酒運転の事故で数人が亡くなるとマスコミは大騒ぎしますが、アルコール依存症で毎年何千人もの人間が自ら死を選んでいることについてはまったく言及しません。この姿勢にはおおいに疑問を感じますし、何か恣意的な意図でもあるのではないかと勘ぐりたくなります。

ギャンブルにフリーアクセスの国

アルコールと並んで依存症の原因となっているのがギャンブルです。

ギャンブルがいかに人間を過度の嗜癖《しへき》に陥らせるかは、世界中の為政者が知るところです。だから海外ではギャンブルを禁止する国も多く、砂漠の中に立つラスベガスや東シナ海の半島の突端にあるマカオなど、特定の地域でしかカジノの営業は認められていません。

ところが、日本では街中に堂々とギャンブル場が営業しているのです。それも駅前、駅近、さらには郊外店では大駐車場完備と、非常にアクセスのいい立地にギャンブル場が店を構えています。

そのギャンブル場とは、いうまでもなくパチンコ店です。いまや、パチンコ店は日本全国の主要な街に必ず存在するといっても過言ではありません。一時期の三〇兆円産業という勢いは衰えたとはいえ、『レジャー白書２０１２』によれば、市場規模は約一九兆円とまだスーパーマーケット業界（一八兆八〇〇〇億円）と比肩する大きさを誇っています。

数年前、あるパチンコチェーンに税務調査が入り、多額の所得隠しが発覚しました。年間売上げはグループで六五億円でしたが、三年間で隠した所得はなんと七九億円。それが事実だとすると、売上げの約四割の所得が隠せることになります。そんなことができる業種を私は他に思いつきません。だからといって、パチンコの約一九兆円という市場規模が実態を正確に反映していないとはいいませんが、依然として一大産業であることはまぎれもない事実です。

ギャンブル関係に詳しいライターの話によると、パチンコホールは厳しい環境になっているけれど、パチンコ台やパチスロ台を生産販売する遊戯機器メーカーはゴルフ場や他のアミューズメント施設を買いあさるなど、かなり羽振りがいいと聞きます。やはりギャンブル関係は、いまだに旨《うま》みの大きいビジネスだということでしょう。

しかし、その旨みは、人々をパチンコ依存症にいざなうことによって成立しているといっても過言ではありません。

前出の帚木蓬生氏によると、いまや日本のギャンブル依存症は二〇〇万人、その九割はパチンコ・パチスロ関連だといいます。つまり、パチンコ産業の約一九兆円もの売上げは、二〇〇万人ものパチンコ・パチスロ依存症患者から吸い上げたものだということです。

その陰で、どれほどの人が借金にまみれ、家庭崩壊を招き、会社を解雇され、人生を狂わされてきたのでしょうか。自分が破滅するだけではなく、幼い子供を駐車場のクルマの中に放置し、熱中症で死亡させるという悲惨な事件が後を絶ちません。

炎天下でクルマの中に放置すれば、どのような結果をもたらすか、冷静に考えればわかりそうなものですが、パチンコをすることだけしか考えられなくなった人間は、赤ちゃんのことまで気が回らなくなってしまっているのです。これも、ギャンブル依存症がもたらす悲劇的な結末の一端といっていいでしょう。

日本にはカジノのような豪華なギャンブル場はありませんが（経済特区を設けてカジノを建設しようなどという馬鹿げた主張をする輩《やから》はおりますが）、日本ほどギャンブル場にアクセスしやすい国はありません。主要な駅を降りれば必ずといっていいほどパチンコ屋の電飾を見ることができますし、地方へ行っても田んぼの中に突如巨大なパチンコ施設が出現したりして、どこにいてもパチンコができる環境になってしまっているのです。

二〇〇六年にはＮＨＫの『クローズアップ現代』でも「パチンコ依存症」が取り上げられました。それによると、一九八九年には年間五　万円だった一人あたりのパチンコ消費額が、二〇〇四年には三倍以上の一六〇万円にまで膨れあがったそうです。

たった一五年で、なぜそれほどまでにパチンコにお金を突っ込むようになったのか。それは、パチンコが射幸心を煽《あお》るハイリスク・ハイリターンのギャンブルになってきたからにほかなりません。

競馬や競艇など、ギャンブルと呼ばれるものは他にもありますが、競馬や競艇は週末開催などアクセスできる期間が一定期間に限定され、また、当てずっぽうでない予想をするには相応の知識を身につけることが必要になります。だからこそ、「競馬・競艇依存症」という人はそこまで多くありません。

もちろん、競馬や競艇にのめりこんで借金をつくり、家庭崩壊になる人はいますが、その数はパチンコ・パチスロの依存症に比べればものの数ではないでしょう。

なぜなら、パチンコは毎日日中に、そこらの駅前で、誰でも気軽に利用することができるからです。「うまい、やすい、はやい」を売りにした牛丼チェーンがありますが、パチンコは「いつでも、どこでも、誰でも」楽しめるギャンブルなのです。こんなギャンブルがある国は先進国では日本しかありません。

そして、そこに大きな落とし穴があるとも知らずに、多くの人がパチンコにはまり、人生を狂わせていく。まさに「ギャンブル依存症大国ニッポン」がここにあります。

韓国では、最後にマスコミがパチンコを追い込んだ

ご存じの方もいると思いますが、台湾や韓国でも、かつては日本と同じようにパチンコが大盛況を博していました。

しかし、あまりに熱中しすぎる人が出てきて事件を起こし、社会問題となった結果、台湾では台北《タイペイ》で全面禁止となり（その他の都市ではまだ残っている模様）、韓国では二〇〇六年に換金が禁止され、事実上パチンコ産業は崩壊しました。

韓国では、パチンコ店舗数一万五〇〇〇店、約三兆円の売上げ規模があったということですが、大枚をすった客がパチンコ店にガソリンをまいて放火する事件や、パチンコでの損失を取り返すためにパチンコ店に押し入る事件、多額の借金をつくって自殺する人などが相次ぎ、大きな社会問題となりました。国民からも、パチンコ業界に対する非難が殺到したといいます。

日本と同様、韓国でもパチンコ業界の利権は大きく、多額の献金を受けている政治家もいれば、マスコミも莫大な広告費を落とすクライアントとして、その利権の恩恵にあずかっていました。そのため、当初はパチンコ業界に不利な情報をあまり伝えて

いなかったといいます。

しかし、パチンコ依存症に陥る人間が増え、数々の事件が起こると、韓国のマスコミも黙殺することができなくなり、ついには大々的にパチンコ撲滅《ぼくめつ》キャンペーンを展開するまでになりました。韓国政府が重い腰をあげて、パチンコを法律で禁止する政策をとるようになったのは、このような韓国のマスコミの運動が大きく影響したといわれています。

そして、現在の韓国では、あれほど隆盛を誇ったパチンコの痕跡を見ることはできません。韓国はパチンコと完全に決別する道を選択し、実際にそれをやってのけたのです。その英断はみごとというしかありません。

韓国のパチンコ依存症の人々はどうなったのか。

おそらく大半の人は、現実的にパチンコができなくなり、依存する対象を失ったことで立ち直っていったのでしょう。ただし、お金をもっている一部のパチンコマニアは、ツアーを組んで日本にやって来ているそうです。東京見物も、京都見物も、富士登山もせずに、有名パチンコ店でパチンコを打つだけのツアーです。どこの国にも懲《こ》りない人間はいるものですが、わざわざ日本にやって来てまでパチンコを打つほどのパチンコ依存症の人々の行く末が心配でなりません。

ギャンブルのCMを垂れ流す品位

韓国のマスコミは、パチンコ業界から多額の広告費を得ていましたが、最終的には世論に後押しされる形で、パチンコを告発し、全面禁止への突破口を開きました。では、日本のマスコミはどうでしょうか。

日本のマスコミも、パチンコ産業から多額の広告費を得ています。CM総合研究所によると、キー局五局のパチンコ関連のCM放送回数は二〇〇四年には二〇六六回だったものが、二〇〇七年には約一万三〇〇〇回と、わずか数年の間に急増したことがわかります。

現在は、東日本大震災によるCM自粛や、「子供が見ている時間帯にふさわしくない」といった批判が視聴者から高まっていることを受けて、午前五時から九時まで、午後五時から九時までのプライムタイムのCMを自粛しているため、二〇〇七年当時ほどのＣＭ出稿量はないようです。

しかし、ローカル局では依然として地場のパチンコチェーンのＣＭがよく流れていますし、中央のキー局でも、新規パチンコ台の告知ＣＭは減ったとはいえ、パチンコを前面に出さず、パチンコチェーングループや遊戯メーカーのイメージアップを狙ったＣＭを目にするようになりました。

こうしたことから見て、パチンコ産業は、マスコミにとって依然として大事なお客さんであることがわかります。

大事なお客さんに対しては、非常に甘いのがマスコミという業界です。前項で韓国がパチンコと決別した経緯をお話ししましたが、この事実を報じたマスコミがどれほどあったでしょうか。私の記憶では、週刊誌ではちらほら見かけましたが、テレビでは、ほぼ黙殺に近い状態でした。大事なスポンサー様の不利になるようなことは報じられないということなのでしょう。

日本でもパチンコで大金をすった人が、強盗や恐喝を行なうという事件はよく起きていますし、借金苦のために自殺したり、家族が離散するといった悲劇もたくさん起きています。

にもかかわらず、マスコミがパチンコの弊害について特集することはありません。パチンコ店の駐車場に停めたクルマの中に子供を放置して死亡させた事件でも、非難の対象は子供を置き去りにした親であって、そのような事態を招いたパチンコではないのです。

政治家が公共事業の見返りに金を受け取った、といった事件をマスコミは鬼の首を取ったように報じます。もちろん、それは反道徳的なことで、けっして許されることではありませんが、少なくとも直接人の生き死ににかかわるようなことではありません。

一方、多くの国民がそのせいで身の破滅となっていたり、死に追い込まれている人もいることをわかっていながら、その運営者から金をもらい、その規制に消極的な態度をとったり、それをさらに流行《はや》らせる宣伝をすることは、賄賂《わいろ》を受け取る政治家たちと構造的には何も変わりません。そして、人の生き死にに直接影響を及ぼすという点で、政治家より罪は重いかもしれません。

「そんなに依存症が恐ろしいものだとは知りませんでした」という無知で済まされる問題でしょうか。

思想家の内田樹《うちだたつる》氏も指摘しているように、マスコミの人間である以上、無知は恥です。無知であることを装《よそお》って、善意の市民の顔をして、被害を広めるようなことはあってはなりません。テレビをはじめとするマスコミは、自らの役割と責任をしっかりと自覚し、依存症がもたらす損失の大きさを直視するべきでしょう。

第4章

「依存症に依存する」社会・ニッポン

カモになりやすい国民性

前章では、アルコールやパチンコなど、依存症を誘発する原因となるものが、テレビCMで大々的に宣伝されていることを指摘してきました。

基本的に、依存症を引き起こしやすい商品は、依存症になる人が増えれば増えるほど売れていきます。多くの人がアルコール依存症になれば、お酒は売上げを伸ばし、パチンコ依存症の人間が増えれば、パチンコ産業は栄えます。四六時中ゲームばかりやっている人間がたくさんいれば、ゲーム機器やゲームソフトは大ヒットするというわけです。いわば、依存症に依存したビジネスが急速に拡大をしているのです。

そのような依存症ビジネスにとって、テレビCMをはじめとする広告は、カモを誘い出す絶好の機会です。ひとり依存症のカモが見つかれば、その人間から生涯にわたって毎年数百万円を吸い上げることができるのですから、多少経費がかかっても広告を打つ価値があるというものです。

そもそも、日本人は非常に広告効果の高い民族だと思います。映画がいい例で、二〇一二年の映画の興行収入は、洋画が一七%減り、邦画が一〇%増えたために、邦画が洋画の倍の収入だったといいます。

しかし、世界的に見れば、日本映画の興行的価値は高くありません。ハリウッド映画と比べてみても、一〇〇億円近くの製作費をかけるハリウッドに対して、日本は大作でもせいぜい一〇億円程度。CGやVFXの技術もハリウッドのほうが桁違《けたちが》いに高いですし、シナリオもよく練られています。DVDを借りる価値はともかくとして、映画館で観るならやはりクオリティの高いハリウッド映画に軍配が上がります。

にもかかわらず、邦画の興行収入が高いのは、テレビドラマを映画化するメディアミックスが流行っているからでしょう。人気のテレビドラマをテレビ局が中心となって映画化し、バラエティ番組や報道・情報番組で繰り返し宣伝を行ないます。出演者総動員で、これでもかというぐらい露出して、映画のアピールをしていくのです。

二〇一二年の興行収入第一位はフジテレビ系の『BRAVE HEARTS 海猿』、第三位にも同じくフジテレビ系の『踊る大捜査線 THE FINAL 新たなる希望』が入っています。二〇一一年も『SP THE MOTION PICTURE 革命篇』(フジテレビ系)、『相棒―劇場版Ⅱ―警視庁占拠!特命係の一番長い夜』(テレビ朝日系）、『アンフェア the answer』（フジテレビ系）などが上位に入っていることからも、この傾向は顕著です。

海外で邦画がそれほど評価されていないことを考えると、日本の観客が洋画より邦画に足を運ぶのは、このような番組宣伝につられているとしか思えません。

日本では選挙の結果さえ、テレビに大きく左右されるといわれています。歴史的な政権交代が起こった二〇〇九年、テレビは民主党に期待する論調にあふれていました。しかし、二〇一二年の総選挙では、メディアはこぞって民主党を叩きました。その結果、民主党は大敗を喫し、自民党が政権に返り咲いたのです。

アメリカと比較してみると、日本国民の平均年齢は約四五歳、それに対してアメリカはまだ約三六歳です。その一方で、アメリカのテレビ視聴者の平均年齢は五二歳。これが意味しているのは、若い年齢層のテレビからインターネットへのシフトです。

オバマ大統領がインターネットを使った選挙運動を有効に展開し、大きな支持を集めたように、アメリカでは選挙に勝とうと思ったらインターネットを使うのが、もう常識となっています。それなのに、日本ではいまだにインターネットの選挙活動には制限が設けられ、とにかくテレビに出まくっている政治家が顔を売り、選挙に当選する。それどころかタレントまでが当選します。要するに、日本の人々はメディア、とくにテレビに出ているものに大きく影響されやすいのです。

そうした国民性を、依存症ビジネスは利用しています。テレビCMをバンバン流し、欲望を煽り、依存へと駆り立てていく。テレビのCMがそうした依存症誘発ビジネスばかりになりつつあることに、多くの国民は気付いていません。

自らの行動に無自覚な依存症ビジネス

多くの企業は、依存症を生み出していることに気付いていないのかもしれません。あるいは、うすうす感じていても、考えないようにしているのかもしれません。いずれにせよ、多くの依存症ビジネスが、依存症をつくりだすことによって利益をあげていることに無自覚です。

たとえば、テレビゲームの世界をみるとわかりやすいと思います。毎年、さまざまなゲームが発表され、その中には爆発的な大ヒットを記録するものがあります。発売当日には秋葉原《あきはばら》などで深夜から行列ができ、その光景は報道ニュース等でも取り上げられてきました。

ヒットゲームをつくったクリエイターは賞賛を浴び、ゲーム制作会社は大きく潤《うるお》います。そして、また続編がつくられ、多くのゲームファンを魅了することでしょう。

それは裏を返せば、こういう言い方もできます。ゲームファンに続編を待望させるほど、はまるゲーム、依存するゲームをつくったクリエイターほど優秀で、ゲーム制作会社はどれだけの人間をゲーム依存にするかで利益が変わってくる、と。要するに、ゲームビジネスは依存症を量産することで発展するビジネスモデルなのです。

私はゲーム制作の世界についてはよく知りませんが、映画製作にたずさわっていますから、コンテンツクリエイターの気持ちはよくわかります。クリエイターは、常に世の中に広く受け入れられる面白いコンテンツを提供したいと思っています。ユーザーが喜んでくれることこそが、クリエイターの自尊心を満足させます。

だから、ゲームクリエイターも、共感を生み出すキャラクターを、人々をうならせる素晴らしい映像を、そして何度もプレイしたくなる卓越したストーリーを生み出すべく、知恵を絞っているのでしょう。そういう面白いゲームコンテンツを生み出すことが、ゲームファンの喜びにつながると信じているはずです。

同じコンテンツクリエイターとして、その気持ちはよくわかりますが、だからといって自分が生み出したコンテンツが依存症を誘発するかもしれないという危険性について無自覚でいいということにはなりません。優秀なクリエイターであればあるほど、ゲームファンに喜びを提供したいと思えば思うほど、人々に与える影響についても考慮しなければならないはずです。

ゲーム制作に心理学や脳科学が応用されているのかどうかは知りませんが、何人ものモニターを動員して、ユーザーの関心をひきつけるあらゆる仕掛けを組み込みながらつくられていることは容易に想像がつきます。

ゲームがインターネットにつながったいま、リピーターがどれくらい存在するかを計測することも可能でしょう。彼らの反応をフィードバックとして吸い上げ、より面白いもの、より興奮するもの、より没頭するもの――つまりは、より依存するゲームへと改良が重ねられていくのです。

まさに、ユーザーを依存させるゲームであるほど、売れ行きを伸ばし、いいゲームと評価されるわけです。

アルコールやタバコなどは、物質に対する依存として認知され、その害も指摘されて、ある程度の規制をかけられて注意が喚起されていますが、ゲームのような行為に対する依存はまだ認知が十分ではなく、まったくの野放し状態です。

しかし、すでにゲームにはまって学校に行かなくなったり、勉強に身が入らなくなったり、課金アイテムに大金を注ぎ込んでしまう子供たちが出てきているのです。いまこの危険性を認識し、何らかの手を打たないと、大変なことになってしまいます。子供たちの将来に対して責任を持つのも、大人の大切な役割ではないでしょうか。

このままでは、依存症ビジネスばかりが蔓延《まんえん》してしまう

いまや、ラーメンは日本の国民的グルメといっていいほど市民権を得ました。人気店には長い行列ができ、一杯のラーメンを食べるために時間を気にせず並んでいます。インターネットを見ても、ブログやグルメサイトに書き込まれる飲食店の評価は、ラーメン店がダントツでしょう。それくらい、多くの日本人に愛され、親しまれているということです。

当然、競争も激しく、新しい店がオープンしては消えていきます。そんな激戦地帯のラーメン業界で、異彩を放っているのが「ラーメン二郎」です。行ったことのある方はよくご存じだと思いますが、脂肪分が多く、濃い味付けのスープに自家製麵、さらに麵の上にモヤシやキャベツなどの野菜、チャーシューが山のように盛られたラーメンが有名です。

もともとは慶應義塾大学のお膝元、三田《みた》にある「ラーメン二郎 三田本店」のラーメンだそうですが、のれん分けで開業した「ラーメン二郎」が各地にあり、それ以外にもラーメン二郎のラーメンに似せた「ラーメン二郎インスパイア系」と表現される店も複数存在しています。つまり、それくらい熱狂的なファンを持つラーメンだということです。

ラーメン二郎を愛するファンは「ジロリアン」と呼ばれ、自らラーメン二郎の中毒であることを公言しています。彼らは、一週間に一度は、こってりとしたラーメン二郎のラーメンを食べないと気が済まないのだといいます。

誤解されないようにいっておきますが、私は「ラーメン二郎」を批判したいわけではありません。どのラーメンを食べようが、それは各人の勝手ですから、それに対してどうのこうのいうつもりはありません。しかし、これだけ多くのリピーターを生み出している「ラーメン二郎」は、ある意味で依存症を誘発する食べ物だといえます。

その理由は、ある程度想像できます。脂と塩分です。旨みが詰まっている動物性の脂と、濃い塩分濃度は、もう一度食べたいという気にさせやすいのです。こってりとして、ガツンとインパクトのある濃い味付けのラーメンは、まさに「また食べたくなる味」なのでしょう。

ラーメン二郎がこってりガッツリで人気を博している一方で、あっさりすっきりのラーメン屋も存在します。私の事務所の近くにも、そんなラーメン屋があります。実は、このラーメン屋はかつて日本一のラーメンとして評判となり、一時間待ち、二時間待ちは当たり前の超人気店でした。

しかし、いまは見る影もありません。閑古鳥《かんこどり》が鳴いているとまではいいませんが、いつ行っても待つことなく座れる、普通のラーメン屋になってしまいました。私が食べた限りでは、味が落ちているとは思えません。長い行列ができていた当時と同じ味を提供しています。おそらく、このあっさり味が理由でしょう。よく味わえば、実に奥の深いスープなのですが、ラーメン二郎に代表されるこってりガッツリ味と比べると、どうしてもインパクトに欠けます。ラーメン二郎が「週に一度は食べたくなる」ジロリアンを生み出すのと対照的に、一年に一度か二度「あ、あそこのラーメンが食べたいな」と思う味なのです。

何がいいたいかというと、飲食店でも「依存症」とでもいえるようなリピーターを生み出す店が流行るという現実です。この傾向は、あらゆる業種、あらゆるビジネスで顕著になっています。

もちろん、ラーメンで身を持ち崩すことはないでしょうが（とはいっても、高カロリーのラーメンばかり食べていると、高血圧、高血糖、メタボといった健康面の危険性はありますが）、何日か食べないと我慢できなくなる、毎日やらなくては気が済まないものが人々を虜《とりこ》にする現状には、強い危機感を覚えざるを得ません。

なぜ、こうも依存ビジネスが流行しているのか。
その現実の裏側に、私は日本の社会構造の変化を見ているのです。

日本は「依存症消費社会」になってしまった

依存症を誘発するビジネスが増加していることは、単に依存症になる人間を増やしているだけではありません。日本の社会構造全体に大きな影響を与えています。

結論から先に言えば、日本は「依存症に依存する」社会システムになりつつあるといえます。日本の経済も社会も、依存症を量産することで成り立つ、「依存症消費社会」になろうとしているのです。

いうまでもなく、国民を依存症にすることで成立する国家に未来などありません。依存症は個人を崩壊させていきますから、いずれは国力の低下、国家の崩壊という由々《ゆゆ》しき事態に直面することになるでしょう。

問題は、健全な消費の減衰です。かつての日本人は、クルマが四年ごとにモデルチェンジをするとマイカーを買い換えていましたし、テレビや電子レンジなどの家電製品に新しい機能が付くと飛びつくように買っていました。若いうちは苦しいと思えるほどの住宅ローンを組んで、新築マンションも購入しました。

ところが、いまはどうでしょうか。

最近のクルマは故障しないから一〇年くらいは乗り続けるという人が増えています。家電製品にしても、アナログ放送が地上波デジタルに変更になるような大きなシステム変換があるときには需要が増えましたが、一度買ってしまうと、液晶テレビよりLEDテレビのほうが省エネになるといったくらいでは買い換える人はそうそういません。

日本が世界を席巻《せっけん》する工業製品を生み出してきた時代は、モデルチェンジするたびにマイカーを買い換え、一、二年でマイナーチェンジする家電製品をそろえる消費者がいたから、新製品の開発が進み、圧倒的に高品質の製品を生み出すことができました。

製品が売れるから資金に余裕が出て、その資金を新たな技術や製品の開発にまわし、高品位な製品を作り出す。そして、それがまた売れ、利益をさらに開発にまわし……という好循環があったのです。その好循環を支えていたのは、健全な消費でした。

ところが、この好循環はいつまでも続きませんでした。経済学者の野口悠紀雄《のぐちゆきお》氏が指摘していますが、就業人口が高付加価値の産業へ移動しても、所得の増加が起こらなかったのです。

どの国でも、経済の発展とともに、就業人口は第一次産業から第二次産業へ、そして第二次産業から第三次産業へと、高付加価値な分野へ移動していきます。そして、高付加価値な産業に移動するにしたがって、所得は上昇していくのが普通です。ヨーロッパでも、アメリカでもそうでした。ところが、日本だけは就業人口が第三次産業に移動したときに、所得が下がっているのです。

たとえば、公共事業でみてみると、道路建設などの公共工事では、一般に労働者に一日二万〜三万円が支払われています。請け負った企業などに天引きされるので、労働者自身が手にできる手取りは一万五〇〇〇円ぐらいになってしまいますが、それでもそこそこの所得をとることができました。しかし、同じ公共事業でも第三次産業のサービス業となる介護労働者になると、一日の手取りはせいぜい七〇〇〇〜八〇〇〇円程度になってしまいます。

その原因は、過剰な安売り競争が広がったことです。製造業もサービス業も、第二次産業から第三次産業への転換が起こったときに、人件費をできるだけ削ろうという発想になってしまいました。

安売り競争を維持するためには、もっともコストのかかる人件費を削減するのが一番手っ取り早いのです。そのため、低価格を売りにしているビジネスでは、お客さんが多数来店する店でも店員を必要最低限しか配置しないのは当たり前ですし、ガソリンスタンドがどんどんセルフスタンドに変わっていったように、セルフサービスを導入することで人件費を抑制しました。

所得を減らされた労働者は、消費を控えざるをえません。そのため、商品が売れなくなり、ライバルとの競争が激しくなって、さらなる安売りに対応するためにますます人件費を削らなければならないという悪循環に陥ってしまったのです。

これがいわゆるデフレの進行ですが、他の先進国では日本ほど顕著なデフレは起きていません。その原因は、労働に対する意識の違いにあります。

アメリカと比べてみると、わかりやすいと思います。アメリカ人はよくベビーシッターやメイド、あるいはガーデナー（庭師）を雇《やと》いますが、それはある程度の年収を稼いでいる者が、子守や家事や庭仕事などに時間を取られるのはムダだと考えているからです。彼らは、時間あたりの報酬というものを強く意識していて、それなりの時給を稼げるのなら、仕事以外のことは専門の労働者を雇ってまかせ、自分は仕事に専念したほうが効率的だと考えているのです。

それに対して日本では、年収二〇〇〇万、三〇〇〇万円の人でも、一銭にもならない家の仕事をしなければなりません。日本では労働に対するコスト意識が高くないので、ただで人は使えると考えられているのです。

そのような発想が根底にあるので、本来高付加価値であるはずの第三次産業の労働が安く抑えられてしまいました。所得が上がらない労働者は、ものを買うのを控えざるをえません。その結果、健全な消費がシュリンクしていき、消費が低迷してしまったということです。

消費の低迷は、いうまでもなく経済の低迷に直結します。ケチになった日本人にいかに金を使わせるか。それがビジネスの大テーマになりました。その中から、依存症ビジネスが台頭してくるのは当然の帰結というべきでしょう。ケチであっても、お金を使わざるをえない状態にするには、依存させてしまえばいいからです。

こうして、日本には依存症ビジネスがあふれてきました。アルコール飲料、パチンコ、ゲーム、携帯電話……、いまや成長産業は依存症ビジネスばかりです。

健全な消費が減少する一方、人々が依存することによってお金を使う依存症消費が増加していく。これが、日本の現在の姿なのです。

依存症ビジネスが健全な消費と健全な消費者を破壊する

ケータイゲームのコンプガチャ（コンプリートガチャ）問題を覚えている方も多いでしょう。

コンプガチャとは、特定のアイテムをすべてそろえる（コンプリート）することで希少アイテムを手に入れることができるシステムで、特定アイテムを入手するためのガチャ（おもちゃの「ガチャガチャ」に由来）に参加すると課金されます。

コンプガチャで出現する特定アイテムには強弱がつけられていて、いくつかのアイテムはなかなか出現せず、そのアイテムを手に入れるために何万円も使う未成年ユーザーが多数出てきたことから社会的な問題となり、消費者庁も「景品表示法に抵触する可能性がある」ことを示唆《しさ》したため、ゲームを提供しているＤｅＮＡやグリーは、コンプガチャを終了させました。

未成年ユーザーの多くは親のクレジットカード決済にしていたため、多額の引き落としに気付いた親が子供を問い質《ただ》してコンプガチャに注ぎ込んだことが明るみに出ました。子供は、お金がかかることは認識していましたが、どうしても特定アイテムが欲しくなって我慢ができなかったといいます。購入の際も数クリックで簡単に決済ができてしまうことが、それに拍車をかけていました。

これこそまさに依存症ビジネスの典型です。やりたくてやりたくてたまらない状態にさせておいて課金するのです。依存してしまった人間は、それが多少高くても、もう我慢できない状態になっていますから、お金を払ってしまいます。ひとつ手に入れても、もっとレアなアイテムが出てきて、また欲望を刺激します。基本的に、依存症ビジネスは、この連続で依存症になった人間からお金を巻き上げていくというビジネスモデルをとっています。

考えてみれば、こうしたビジネスモデルは、特に珍しいものではありません。かつて、携帯電話のメールやインターネット接続の課金は従量制がほとんどで、長時間使えば使うほど料金がかかりました。そのため、月に一〇万円を超えるような通信料の請求を受ける人が出てきたのです。

まさにコンプガチャと同じビジネスモデルで、ケータイ依存、メール依存になった人が高額な通信料を支払わなければならないような仕組みになっていました。

コンプガチャを利用するのも、携帯電話やメールを使うのも自己責任だろうと考える方もいると思います。しかし、何度も申し上げてきたように、脳のプログラムが書き換えられ、自分の欲望をコントロールできなくなるのが依存症という病気の恐ろしさですから、一度依存症になるともう抑えがききません。だからこそ、依存を誘発しやすいものについては、注意喚起と何らかの規制が必要なのです。

これまでＩＴビジネスの多くは、広告で収入を得るビジネスモデルでした。ヤフーにしても、グーグルにしても、フェイスブックやミクシィなどのＳＮＳにしても、収益の柱は広告収入です。ユーザーは基本的に無料でサービスを利用することができ、多くの人を集めることによって広告媒体としての価値を高める――それがＩＴビジネスの基本ビジネスモデルです。

それに対して、比較的新しいオンラインゲームなどを提供する会社は、無料ゲームでユーザーを集めて、より快適にゲームを操作するため、あるいはより強いキャラクターにするためのアイテムの購入に誘導して、ユーザーに課金するというビジネスモデルを築きました。

広告に頼ったＩＴビジネスのビジネスモデルに限界が見えてきた現在、ユーザーに直接課金するゲームビジネスのビジネスモデルを評価する声もありますが、私は少々危うさを感じています。

それは、このビジネスモデルが、いい製品をつくって適正な価格で消費者に提供し、健全な消費を促すものではなく、ユーザーを依存させておいてお金をとるというものだからです。

健全な消費をしている消費者は、経済状態が厳しくなれば買い控え、余裕が出ればより嗜好品《しこう》に近いものを購入するなど、バランスのとれた消費行動をとりますが、依存した消費者は、経済状態が厳しくなっても我慢するということをしません。ゲームのアイテムを手に入れるために、食費を切り詰め、人との交際を断ち、洋服やヘアスタイルをまったく気にかけなくなるという本末転倒な消費行動をとるようになるのです。

そのような異常な消費行動を誘発するビジネスモデルをまったく規制のないまま野放しにしていたら、日本の健全な消費がますます減少していくばかりか、消費者の生活を破壊していくことになりかねません。

依存症と「結婚しない世代」との関係

健全な消費を低迷させているもうひとつの要因は、老後への不安です。

これほど独身率が上がっているのに、消費が増えていないのは不思議なことです。

結婚して家庭を持つと、子供ができて食費、衣料費、教育費など、ある程度の出費が否応なくかかり、自由になるお金が減りますが、独身者は可処分所得が多いわけですから、家庭を持った者より自由に消費することができるはずです。

いまは四〇代でも独身という人がたくさんいます。彼らはそれなりの年収をもらっていますから、そこから家賃を差し引いても、かなりの金額が手元に残り、それを自由に使うことができます。

一〇万円以上する高級なスーツや高いレストラン、あるいは高価なスポーツカーなど、かつて「独身貴族」といわれたような贅沢《ぜいたく》ができるはずなのです。

若い独身世代がそれぐらいお金を使ってくれたら、飲食店はもっと流行るでしょうし、アパレルブランドももっと元気になるでしょう。自動車メーカーも活況を呈しているはずです。しかし、そうはなっていません。彼らが全然お金を使っていないからです。

なぜ、お金を使っていないのか。それは、老後に不安を抱えているからに他なりません。いまの若い世代は、老後にもらえることになっている年金をまったく信じていないのです。

ある意味で、それは当然のことなのかもしれません。

消えた年金問題で年金運用のずさんな実態が明らかになりました。さらには年金制度そのものにも、大きなほころびが見えています。

幾度かの年金制度改革で、政府は年金が破綻することはないといっていますが、それは入ってきた分しか払わない制度に変更したからで、これから先、年金支給額はどんどん減少し、また支給開始年齢も引き上げられていきます。

もらえる金額が少なくなり、さらにもらえる年齢も上がっていくとなれば、そんなものを老後の生活のあてにすることはできないと考えるのは当然のことです。若い人たちは、とても老後の安心などといっていられる状況ではないことをよくわかっているので、お金を使わず、倹約して、老後に備えて貯蓄しているのです。

さもなければ、自分が依存しているものにお金を注ぎ込んでいるとしか考えられません。ゲームやパチンコ、あるいは携帯電話やアルコールに、可処分所得のほとんどを注ぎ込んでいる人もいるかもしれません。

いずれにせよ、健全な消費が伸びていない原因のひとつは、若い世代がお金を使っていないことであり、その理由は老後に備えて貯蓄をしているか、あるいは依存対象に不健全な消費をしているかのどちらかです。

どちらにしても、この状況は好ましいものではありません。そもそも独身者が多いということ自体、依存症が原因になっている可能性がおおいにあります。つまり、何かに依存して、関心もお金も大半をそこに注ぎ込んでいるために、恋愛や結婚に興味を失い、独り身のままでいるのです。最近の若い男性は「草食系」などといわれますが、恋愛や結婚に積極的になれないことと依存症との因果関係をもう少し研究する余地がありそうです。

格差社会が依存症を増加させる

さらに恐ろしいのは、いま日本で広がっている経済的格差が依存症を増加させることになるということです。

アメリカの格差社会を見れば、一目瞭然《りょうぜん》です。アメリカでは経済的格差が大きく、貧困層の黒人が這《は》い上がるのは並大抵のことではありません。そのため貧困層の居住地区はスラム街化し、将来への虚無感から、暴力とドラッグが蔓延しています。その中で、多くの人間が麻薬に溺れ、薬物依存症になっているのです。

ドラッグ依存に落ちてしまった者が、ヘロインやコカインを買う金を稼ぐために、自ら売人になることも少なくありません。どうあがいても這い上がることができない絶望感が、人を享楽の依存症へと追いやるというわけです。

これは第３章でも述べたことですが、日本の生活保護費三兆七〇〇〇億円はＧＤＰ比にすると〇・七％（二〇一〇年）であるのに対して、アメリカのＧＤＰに占める生活保護費の割合は三・七％もあるのです。実に日本の五倍以上、生活保護にお金を使っていることになります。

「自己責任」のイメージが強いアメリカが、なぜこれほど生活保護に予算を投じているのか。それは、貧困対策を行なわないとますます犯罪が横行し、ドラッグ依存などの依存症が増加するからにほかなりません。後でお話ししますが、依存症の増加は、労働力や知的水準の低下など国力の低迷につながりますから、それに歯止めをかけるためにも福祉政策をおろそかにはできないのです。

格差が依存を呼び、さらに依存が危険な状況を呼び込むという地獄の悪循環は、ここ日本においても例外ではありません。このまま格差が広がっていけば、日本もアメリカの後を追うように、深刻なドラッグ依存、アルコール依存、パチンコ依存、ネットゲーム依存などの激増に直面することになるでしょう。

自民党の安倍政権が、「アベノミクス」と呼ばれる経済政策を発表した結果、それへの期待によって一時的に株価が上昇し、為替が円安に振れました。これによって輸出産業を中心として、景気が上向くという期待感を多くの人が抱きました。

しかし、その後の株価は激しい乱高下を繰り返しており、「アベノミクス」が果たして本格的な景気回復へとつながっていくのかどうか、予断を許しません。

少なくとも、一時的な株高や円安は、ムードに乗った外国人投資家、とくにヘッジファンドなどの思惑買いという要素が強く、地に足がついた回復とはいえません。こうした投機資金は、バブルに乗っかり、上昇ムードを高めて、いいところで売り抜けるのが常套《じょうとう》手段です。

日銀が大幅な金融緩和に踏み切り、市場に資金をジャブジャブと流していますが、優良企業は銀行から融資を受けて設備投資をするのに慎重ですし、本当に資金を求めている中小企業への融資はリスクが高くて、銀行側が躊躇《ちゅうちょ》しています。その結果、市場に流れ込んだ資金は、株式市場や債券市場、不動産市場などにさらに流れ込みますから、資産インフレが起きることは間違いありません。

ちなみに、日本がバブル経済から景気抑制へと舵《かじ》を切ったのは、がんばって一生懸命働いても東京近郊に家も持てない状況を改善したいと考えたからだといわれています。資産インフレで株や不動産が高騰《こうとう》し、持てる者と持たざる者の差が拡大していくことに懸念を示したのです。

バブルの頃は資産価格の高騰とともに、労働者の賃金も上昇を続けていましたし、失業率も高くはありませんでした。しかし現在は、資産価格が上昇しているものの、企業はなかなか従業員の賃上げに応じません。人件費は最大のコストですから、デフレを経験した経営者は、コスト増になる施策に舵を切ることには慎重なのです。

このまま資産価格が上昇し、賃金が上がらない状態が続けば、格差はますます拡大していきます。日本は二極分化していき、一部の富裕層と多数の貧困層、低所得層に分かれていくことになります。

そして、格差の拡大とともに、依存症に陥る人も増えていくのです。

このままでは日本の学力、文化レベルも下降する

このまま、依存症になる人が増えていくと、日本はどうなるのでしょうか。

依存症は健全な消費を減少させると述べましたが、同時に健全な「時間消費」をも減少させていきます。つまり、依存している対象に大量の時間を費やしてしまい、本来やるべきこと、やらなければならないことに時間を使えなくなるのです。

たとえば、ゲーム依存症になってしまった学生は、部屋に引きこもってゲームばかりしています。ネット依存症も同様です。そのため勉強時間が大幅に減り、成績が急降下、志望校に入ることができないかもしれません。

それは単に個人の問題ばかりではすみません。日本人の学力低下が懸念されて久しいですが、現実問題としてはっきりと表われています。

ＩＥＡ（国際教育到達度評価学会）が行なっているＴＩＭＳＳ（国際数学・理科教育動向調査）は、小中学生を対象とした国際教育比較調査ですが、そこで明らかになった学力レベルを見ると、日本の若者たちの学力は明らかに低下しています。

中学二年の数学の学力レベルは、一九八一年には日本がダントツの世界一でしたが、一九九五年の調査ではシンガポール、韓国に抜かれて三位に、一九九九年の調査では台湾、香港にも抜かれて五位になってしまいました。その後、二〇一一年の調査まで五位のままです。

また、ＯＥＣＤ（経済協力開発機構）のＰＩＳＡ（生徒の学習到達度調査）では、二〇〇〇年の調査で日本は数学リテラシーが世界ナンバーワンでしたが、二〇〇三年には六位、二〇〇六年には一〇位、二〇〇九年は九位と急下降しています。

いまだに日本は世界でも有数の「賢い民族だ」と信じている人が多いようですが、若い世代を見れば、世界有数どころか、アジア諸国の後塵《こうじん》を拝するほどにまで学力レベルが低下しているのです。

日本がここまで急速に学力を低下させていった背後には、「ゆとり教育」の影響があると思いますが、ゲーム依存が一〇〇万人という研究調査があることを考えると、その影響も無視できないのではないかと私は考えています。もし、このままゲーム依存が拡大していけば、学力レベルはもっと落ちていく危険性も少なくありません。

日本が高い学力レベルを失うということは、すなわちすぐれた製品や技術を生み出す力をなくし、高付加価値の産業を集積できないことを意味します。すでに単純労働は人件費の安い国々に移転してしまったいま、日本が知識社会へ移行できないとしたら、日本の未来はありません。

学力レベルばかりではなく、文化レベルも低下していくでしょう。日本人はもともと読書量が多くはありませんが、依存症がはびこるとますます本を読む時間が奪われ、知識を獲得する機会が少なくなっていくでしょう。実際、出版不況が長らく伝えられているように、年々本の売上げは減っている状況なのです。

いわゆる「ジャパニメーション」は世界に誇る日本の文化のひとつですが、依存症はそうした知的創造も衰退させていくかもしれません。アニメやマンガの世界は、「アニメおたく」「マンガおたく」がたくさんいるように、なかば依存症のような者たちで成り立っているように思う方もいるかもしれませんが、高い評価を受ける作品を生み出す創作者は、アニメおたく、マンガおたくではありません。

もちろん、アニメやマンガが好きだからその仕事をしているのでしょうが、作品を生み出すためには、ただアニメやマンガに詳しければいいというものではないのです。広い分野の多様な知識、さまざまな意見や考え方を踏まえたうえでの高い見識が必要で、それなりの勉強や経験を積んでいなければなりません。単にアニメだけ、マンガだけにどっぷりとはまりこんだ依存症の人間とは一線を画します。

大げさな危機意識と思われるかもしれませんが、依存症の本質が「時間浪費」である以上、学ぶことや知的関心を高める力が衰退していくことは間違いありません。

戦後、日本が経済復興を成し遂げ、アメリカに次ぐ経済大国にまで昇り詰めたのは、知的水準や創造的関心を高めてきたからです。つまり、人々はよく学び、よく経験し、よく考える習慣を身につけ、それを武器に世界に賞賛される製品や文化を生み出してきたのです。

依存症は、その力を衰退させているのです。これに早く対処しなければなりません。資源を持たない日本が世界の中で生き残るためには、高い知的水準や創造的関心を維持することが必要不可欠です。取り返しのつかないところまで知的レベルを下落させてしまう前に、日本の人々を依存症的環境から救い出さなければならないのです。

地に墜《お》ちる日本のブランドイメージ

かつて「メイド・イン・ジャパン」は、高品質の代名詞であり、世界中の憧《あこが》れの的《まと》でした。昔の経営者は「メイド・イン・ジャパン」という言葉に高い付加価値を持たせ、「日本ブランド」を確立しました。戦後復興にこの日本ブランドが大きく寄与したことは疑いようがありません。

この日本ブランドの確立には、日本的経営が大きく寄与したといわれています。かつて日本では、「一生懸命働けば、必ず報われる」と信じられていました。実際に、企業は従業員を大事にし、終身雇用で立場を保証し、年功序列で努力してきた年月に応じて地位を与えたのです。

会社が自分を守ってくれると信じることができた社員は、仕事の手を抜かず、懸命に働きました。誰もが「自分の会社がいちばん」と感じ、労使は信頼関係で結ばれていました。この信頼関係が日本ブランドの構築に大きな影響を与えたのです。

自分の会社の悪口をいう社員がたくさんいるような企業が、社会的な信用を得ることはできません。ましてや世界で信頼をかちえることなどできるはずがありません。日本の経営者は、社員が自分の会社を愛することができる環境をつくりあげてきました。それが、日本ブランドを世界に後押しする原動力となってきました。

いまや日本ブランドは過去のものとなりつつあります。健全な消費が失われてしまったからです。

一部の富裕層向け商品は、まだ売れるでしょう。しかし、中流層向けのクルマ、中流層向けの洋服、中流層向けの家電製品などが売れなくなりました。ブランド物の洋服よりも、ファストファッションの服、日本メーカーの家電製品よりも、安価な韓国や台湾メーカーの製品を求めるようになりました。

このように健全な消費がシュリンクすると、その結果、経営者や起業家はますます依存ビジネスにチャンスを求めていくことになります。そうして依存症は、日本ブランドの崩壊にまで影響を与えていくのです。

いずれにしても、健全な商品にお金を使わない社会は、その国のブランドイメージを地に墜とします。いくら健全な商品をつくる企業ががんばってみても、それが国内で売れなければ、国際的な信用を得ることはできません。

依存症は、個人の人生ばかりでなく、国家のもっとも重要な信用さえも毀損《きそん》するということを、私たちはしっかりと認識しておく必要があります。

日本社会をじわじわと蝕《むしば》んでいく依存症の恐怖

さて、ここまで依存症が社会に与える影響についてお話ししてきました。依存症が個人の生活を破綻させるのはもちろんのこと、依存症の人間が増加することによって、社会に対しても大きな損害を与えることをご理解いただけたと思います。

依存症は、人間から思考を奪い、時間を奪い、健全な消費を奪い、知的レベルを低下させ、ひいては国のブランドイメージを破壊するのです。アヘンが蔓延していた頃の中国を思い浮かべてみてください。問題は、依存症を誘発させやすいビジネスがすでに社会に組み込まれ、私たちの生活の中に入り込んできていることです。

健全な消費が伸びない中、広告市場は依存ビジネスに寄りかかっています。もはやテレビも雑誌も、アルコールやパチンコ、あるいはゲームなどの広告なしに成立することはできないでしょう。経済に占める依存ビジネスの割合も、大きくなり続けています。

日本は「依存症に依存する」社会になってしまいました。「依存症に依存する」社会とは、人々を依存症にすることによってお金が回っていく恐ろしい社会です。この社会では、誰もが依存症になる危険性があり、誰もが依存症の話題にさらされます。

依存症は、さまざまな悲劇を生みます。以前、テレビの報道番組で「パチンコ売春」を取り上げていました。

パチンコで持ち金をすってしまった主婦が、店内でドル箱を積み上げている人に声をかけ、そのままホテルに直行して体を売るのです。そして、手にしたいくばくかのお金でまたパチンコを続けます。そうまでしてパチンコがしたいのかと、空恐ろしくなる光景でしたが、これが依存症に陥ってしまった人の末路なのです。

人をそうまでして駆り立てる依存の対象が、身近な至るところに存在するのが日本です。ほとんど規制もかからず、甘い香りをはなって虫をおびき寄せる食虫植物のように、獲物が依存症になるまで待っているのです。

それを不自然だと思わない私たち自身も、感覚がマヒしているのではないでしょうか。これだけ多くの人が、アルコール依存に苦しみ、ギャンブル依存による借金によって一家離散に陥り、ゲーム依存で勉強や仕事を放棄している。この現実を目の当たりにして、自己責任の一言で片づける私たちも、ある意味で「依存症」に麻痺させられているのかもしれません。依存症などなりっこないとタカをくくっている人のほうが依存症に陥りやすいのです。

いずれにせよ、依存症になる人が増え続けている現状を看過《かんか》することはできません。日本の社会や経済にも大きなダメージを与えているこの依存症をどうにかしなければ、日本はこのままずるずると後進国へ滑り落ちていってしまうにちがいありません。

そんな最悪のシナリオを回避するためにも、できるだけ多くの人が依存症と向きあい、依存症の恐ろしさを実感し、それを予防するためにすべきことは何かを考えることが必要です。

第5章

依存症治療の大原則

遅れている依存症の啓蒙《けいもう》活動

第3章でも述べましたが、飲酒運転による大事故が大きく報道されたのをきっかけにして、飲酒運転撲滅《ぼくめつ》の気運が高まり、飲酒運転に対する罰則が強化され、取り締まりも厳しくなりました。にもかかわらず、依然として飲酒運転は後を絶ちません。すでに罰則強化や取り締まりの厳格化は周知されているはずなのに、どうして飲酒運転をする者がいるのか。その背景に、アルコール依存症が関係しています。

メディアは飲酒運転事故という現象だけを取り上げて、もっと厳罰化せよと主張しますが、アルコール依存症がその根本にあるとしたら、必要なのは厳罰化ではなく、アルコール依存症の治療でしょう。罰せられるとわかっているのに、飲酒運転を続けるのならまさにアルコール依存症といえるからです。

ところが、メディアでは飲酒運転事故を報じるときに、ほとんどアルコール依存症の問題が取り上げられることはありません。それどころかアルコールが依存性薬物であるのに自己責任と断じて報じるのが常です。そのため、日本では依存症に対する認識が薄く、依存症治療への啓蒙もほとんど進んでいません。

いま、精神医学の世界では、依存症が病気であることを世間に知らしめ、その兆候がある場合は医療機関で受診するようにしていこうというのが、ひとつのトレンドとなっています。

うつ病がいい例で、うつ病の症状についての周知や、場合によっては自殺につながる可能性もあるので、うつ病のサインを見つけたら精神科や心療内科にかかるようにしようという啓蒙活動が続けられています。

実際、うつ病の啓蒙や予防教育によって自殺者が減少するということは世界的に認められていますし、日本でも新潟県松之山町（現・十日町市）などで自殺予防運動に取り組み、うつ病の兆候が見られたら医者にかかるように啓蒙活動を行なったところ、高齢者の自殺が七割も減少したという例があります。

糖尿病であれ、高血圧であれ、メタボリックシンドロームであれ、メディアがテレビや雑誌でその危険性と対策を大々的に取り上げたことによって、多くの人が医療機関を受診するようになりました。私自身はメタボの危険性については少々疑問を持っていますが、それでも啓蒙活動がうまくいけば、みな医者にかかって治療するようになることは疑いようもありません。

ところが、こと依存症に関しては啓蒙活動が著しく遅れていて、繰り返し述べているように「意志が弱い」「自覚が足りない」「甘えている」という報じられ方ばかりです。「知らない」ということが、適切な治療の機会を奪っているといっても過言ではありません。

もちろん、治療を行なえば、必ず依存症が治るという保証はありません。これからお話ししていきますが、依存症は非常に治癒の難しい病気なのです。

しかし、それでも依存症の治療を受けると受けないでは、その人の人生は大きく変わってくるでしょう。依存症と診断を受けなければ、一生「あいつはダメなヤツだ」と思われてしまうのです。

先進国で依存症対策をしていないのは日本だけ

依存症に対して、これほど甘いのは先進国では日本だけです。第4章で述べたように、依存症の増加は国力の低下につながることがわかっていますから、アメリカでは国を挙げて依存症予防と治療に取り組んでいます。放置して麻薬依存症患者やアルコール依存症患者が増加すれば、それだけ医療予算がかさみ、また労働力や知的水準に問題が生じてくるからです。

ですから、アルコールに対する取り締まりは日本では考えられないくらいに厳しく、州によっては安息日である日曜日にアルコールの販売を禁止していますし、自宅の庭やレストランのテラス席など以外の屋外で、アルコールを口にすることも禁じられていたりします。

公園でバーベキューパーティの光景はよく見かけますが、もちろんノーアルコールです。ビールの自動販売機もありませんし、二一歳未満（アメリカでは飲酒は二一歳から）の若者にアルコールを提供した飲み屋が摘発されるのも、そう珍しいことではありません。

また、『タイム』や『ニューズウィーク』といった雑誌の裏表紙にアルコールの広告が掲載されることもありません。

すでにお話ししましたが、アメリカではこれまで蒸留酒（ウィスキーなど）のテレビ

ＣＭを自主規制してきました。ところが、一九九六年に蒸留酒業界は自主規制を解除し、大手のシーグラムがテキサスのテレビとラジオでウィスキーのＣＭを流し始めたのです。これは大きな波紋を呼び、結局、当時のクリントン大統領がメディアでのアルコール広告を控えるように指示を出す事態にまで発展しました。それぐらいアルコールには厳しい態度で臨んでいるのです。

街の至るところにビールなどの自動販売機が設置され、コンビニでも簡単にアルコールを買うことができる日本が特殊なのです。街の一等地でパチンコ屋が毎日営業していることが異常なのです。

その状況に私たちは慣れきってしまい、違和感を覚えていません。そして、意志が強ければ依存症になどならないと信じ切っています。それが恐ろしいことであり、このような状況は改めていかなければなりません。少なくとも、依存症に対して正しい認識を持ち、依存症を病気としてとらえて、治療につなげていくような啓蒙活動が不可欠です。

精神科治療への誤解を解く

精神科や心療内科などの医療機関を受診してみることが、依存症治療の第一歩ですが、精神科や心療内科に対して誤解や偏見を持っている方も少なくありません。

アメリカ留学中に、私は薬物依存症やアルコール依存症の患者を治療する精神病棟で研修を受けたことがありますが、基本的に薬物やアルコールなどに依存する物質依存は一定期間、入院したほうがいいとされています。私は、物質依存ばかりではなく、ギャンブル依存などの行為依存も、短くて一～二週間、長くて半年ぐらいは入院したほうがいいのではないかと考えています。

しかし、日本の人々の精神病棟アレルギーは大きい。それは仕方のない面もあります。かつて日本では、アルコール依存の患者を精神病院に閉じ込めていた時代があったのです。

アルコール依存の患者は、時に激しく暴れることがあります。そのため、暴れる患者を取り押さえるために看護師が強く押さえつけたり、体の自由を奪う拘禁服《こうきん》を着せるなど、アルコール依存の患者を虐待しているかのようなイメージを持たれてしまいました。

ジャーナリストの大熊一夫《おおくまかずお》氏が『ルポ・精神病棟』（朝日文庫）で、患者を装《よそお》って精神病院に潜入し、内部の暴力の実態を告発したのもこの頃のことです。

たしかに、患者に暴力をふるう看護師はいたでしょうし、昔の精神病院は金儲け主義で患者を数多く受け入れることが利益につながりましたから、「アル中狩り」のようなことまで行なって、とにかく患者を増やそうとする所もありました。ですから、多くの人が精神病棟は怖いところだというイメージを持ってしまいました。

しかし、現在ではそのようなことはありません。古い時代の反省を踏まえ、精神科医療はかなり進んだといえます。

現代医学において、とりわけ長期入院をなるべくさせないアメリカでさえ、依存症患者は一定期間入院させたほうがいいと考えられています。そのため、麻薬依存者やアルコール依存者の矯正《きょうせい》施設がかなりの数存在しているのです。

日本もそうした依存症の矯正施設などの整備が必要です。各県に県立精神科病院があり、そこにアルコール依存専門病棟が併設されているところもありますが、まだ相当数の県で設置されていないのも事実です。そうした県では早急に整備を進めていく必要があります。

薬物依存、とくに日本で多い覚醒剤依存者の治療施設や矯正施設もほとんどないのが現状です。暴力団の構成員などは対処の仕方が難しいので、それなりの機関にまかせなければなりませんが、いまは一般人の薬物依存も増加しており、そうした人々が駆け込むことができる、あるいは家族が連れて行ける施設が求められているのです。

さまざまな依存症が急速に増加している現在、日本でもこのような治療体制の整備が急務です。これは、まさに日本の将来を左右する大きな問題なのです。

カウンセリング治療の限界

その行為の快楽をつい求めてしまうという側面より、その行為に対する強迫という心理状態のほうが、依存から抜け出せない原因だと精神医学の世界では考えられています。

強迫とは、「馬鹿らしい、非合理だと理性的に判断しても、どうしてもある行為へと駆り立てられる現象」（『新版精神医学事典』）のことで、まさに「わかっちゃいるけど、やめられない」状態のことです。

このように、行為が強迫的になっている場合は理性による抑えがきかないために、通常のカウンセリング治療や教育的な治療ではなかなか効果があがりません。

「あなたは寂しさを紛《まぎ》らわすために、パチンコにのめりこんでしまったんですね」

「本当は心の空虚感を埋めるために、やっていたんですよね」

と、医師が患者の悩みを認めることからカウンセリングはスタートします。

「そうなんですよ、先生。私は悪くないですよね」

「ええ、全然悪くないですよ。これは病気なんです」

自分の問題を認めてもらえて、患者は安心するでしょう。自分が抱える問題は自分自身の心の弱さから来ているものではなく、病気なのだと納得すると思います。しかし、だからといって、それだけで依存症から脱却できるかというと、そう簡単にはいかないのです。

ごくまれに、患者と医者の信頼関係の構築がうまくいった場合、「唯一、自分のことを理解してくれる先生に嫌われたくない」と思い、アルコールやギャンブルと手を切ることができるケースもないことはありませんが、正直にいって、それはレアケースです。

日本の精神医療の現状では、カウンセリングに十分な時間がとれないことが多く、治療の前提となる医者と患者の人間関係を構築することが難しいのです。

そのため、こうした強迫行為や強迫観念については、長らく精神分析や森田療法などが、おもな治療のアプローチでした。

精神分析では、強迫的な依存は、肛門期と呼ばれる幼児心理状態への退行と考えられます。赤ちゃんはすべて母親にケアされる受け身の存在でしたが、肛門期に自分でトイレに排泄《はいせつ》できることを体験して、自立の快感を獲得します。これが完全にできるほど快感となるため、肛門期に退行するとより完全主義傾向が強くなり、何でも自分で完全にできるという幻想を持つようになるのです。

カギを締めたかどうか不安で何回も確認したり、手がきれいでないことが不安で一日に何十回も手洗いをするような人は不安が強いように見えますが、その背景には世の中を完全に思いどおりにするという無意識の欲望が働いていると考えられます。

ギャンブルをやることに強迫的になっているのも、それが必ず勝てる、自分は最後に勝つのだという思い込みのためであり、それはあくまで幼児的な空想の世界にすぎないとわからせてあげるのが精神分析のアプローチです。無意識の心理を解釈してみせることで、強迫症状が改善されるというのが精神分析の考え方なのですが、実際はなかなかうまくいきません。

一方、日本では別の形の精神療法として森田療法が一九二〇年代に開発され、当時としてはもっとも多くの「神経症」患者を治療したとされています（現在は、神経症という言葉は国際的な精神医学の診断基準では使用されなくなっています）。

この森田療法でも、強迫行為は一種の完全主義や要求水準の高さから生じると考えられていますが、それが生じるメカニズムや治療に対する考え方は精神分析理論とは大きく異なっています。

森田療法では、要求水準が高いため、自分がこうでないといけないと思うとおりにならないときに、強い葛藤《かっとう》が生じると考えられています。

たとえば、手を完全にきれいにしなければならないと思う場合、かなりきれいに手を洗ったつもりでも、まだ完全でないと感じて強い不安や葛藤が生じます。すると、それが気になる、それに関心がいくために余計に不安が強くなります。そのため、さらに手を洗わなければ気が済まない心理になってしまうのです。

このように、注意が強いことで不安が高まり、その不安のためによけい注意がいってしまうことで、その強迫行為から抜けられなくなるという悪循環が形成されてしまうというわけです。

森田療法の治療法は、この悪循環を断つことが基本です。手がまだきれいでないことが気になっても、そこに注意を向けずに、何か別の行動をとらせます。手がきれいでなくても、目の前の仕事に打ち込むようにすると、知らない間にそれが気にならなくなることを体験します。そうした体験の積み重ねによって、気にするからよけいに不安になるということを体得させ、強迫行為を治療していくのです。

ただ、ギャンブル依存のような強迫的依存は、それに強い快楽をともなうという問題点があります。手洗い強迫であれば、手洗いに少なくとも意識レベルの快楽はありません（無意識に快楽を感じているという考え方はありますが）。しかし、ギャンブルや買い物やセックスは、通常かなり強い快楽をともないます。

森田療法では、他のことに目をやることによって注意が依存対象に向かうのを避けて悪循環を断つというのが治療の基本ですが、ギャンブルや買い物、セックスのように強い快楽をともなうものは、代わりのもののほうが色あせて見えてしまい、興味を向けるのが困難になるという問題点があるのです。

よほど生きがいになる仕事を見つけるとか、すべてを捧《ささ》げてもいいと思える恋愛体験をするとかしなければ、依存の対象となる行為のほうに気がいってしまうのは避けられません。

ここまでお話ししてきたように、カウンセリングや精神分析、あるいは森田療法などの、通常の精神療法では、強迫的行為に対する依存の治療は思ったほどの効果をあげていないというのが現状なのです。

強迫的な依存症に対する新しい治療

近年になり、強迫性障害における、不合理な行為がやめられない状態や、その行為を行なっていないと生じる不安感、不快感は、脳の神経伝達物質の異常であるという考え方が強まってきました。

これに対して、うつ病の治療薬であるＳＳＲＩ（選択的セロトニン再取り込み阻害剤）と呼ばれる薬が有効であることがわかってきました。これは脳の神経と神経の間のシナプスと呼ばれる場所のセロトニンの量を選択的に増やすクスリですが、これによって強迫行為を行なっていない間のイライラ感や不安感がかなり改善されて、強迫行為から脱することが容易になるとされています。

また、心を変えようとするより、行動を変えるほうが、最終的に心も変わっていくという行動療法の考え方も有効だと考えられるようになってきました。

薬物依存や物質依存と違って、強迫的依存の禁断症状（それをやっていないときに生じる不快な症状）は、生理学的に病的なレベルになることはまずありません。時に不安やイライラのために、血圧や心拍数が上がったり、過呼吸のようになる人はいますが、麻薬やアルコールの禁断症状のように、激しい苦痛と不安をともなうものではないのです。

そのため、無理にやめさせることへの害は小さいと考えられます。本人が嫌な思いをすることはあっても、それによって救急車を呼び搬送しなければならない状態になることはまずありません。

行動療法の考え方では、動物をしつけるのと同じ要領で、不適応行動をとった際には罰を与え、適応行動をとった場合には賞を与えます。

たとえば、ギャンブル依存の人の場合、パチンコに走った場合は小遣いを減らす、あるいは厳しく叱《しか》るという形で罰を与え、逆に我慢できた場合にはおいしい食事を食べさせたり、欲しいものを買ってやるといった賞を与えます。

このように、罰と賞を駆使して、強迫行為に対する依存から切り離していき、時に前述した薬の力を借りて苦痛をやわらげるというのが、依存症に対する最近の精神医療のアプローチなのです。もちろん、これも必ずしもうまくいかないのが依存症の怖いところですが。

医療機関と自助グループが治療の両輪

ここまでお話ししてきたように、精神科による治療だけで依存症を治すのはかなり難しいといわざるをえません。

「カウンセリング治療の限界」で述べたように、精神医療の成否には、医者と患者の信頼関係が必要不可欠ですが、強迫的な欲求を抑えることができず、そのためには嘘をつくこともいとわない依存症患者が、精神科の医師を受け入れることはかなりの苦痛をともなうものです。説教も忠告もアドバイスも、依存症の人間にとってはただ邪魔なだけで、聞く耳を持たないことも多いのです。

そこが、依存症の完治は難しいといわれる所以《ゆえん》ですが、では依存症を改善することはできないのでしょうか。

本書でたびたび引き合いに出している、ギャンブル依存症治療を行なっている精神科医で作家の帚木蓬生氏は、「依存症から生還する方法は存在」すると述べていきます。それが医療機関への通院と自助グループへの参加です。

自助グループとは同じ依存症で悩む人々が自発的に結びついて体験や悩みを分かち

あう組織で、アルコール依存に悩む人々が立ち上げたのが最初です。その後、薬物依存やギャンブル依存など、さまざまな依存症で同様の組織が形成され、依存症に陥った人々の大切なよりどころになっています。

どのような自助グループがあるかは、この後お話ししていきますが、同じ問題を共有するグループの力をあなどることはできません。日本では、こうした自助グループを軽視する傾向にありますが、たとえば東日本大震災で子供を亡くした家族のグループや、性犯罪の被害に遭《あ》った女性のグループなど、同じようなつらい体験をした人々が集まり、お互いのつらさを共有し、共感することで、つらさや心の痛みをかなり軽減することができるのです。

私も認知症の介護に困ってうつになりそうな人たちを集めて「家族会」を開いていますが、同じような悩みや苦しみを持つ人々がグループになることが、いかに人の気持ちをラクにするか、うつや自殺の予防になるかということを実感しています。

医者の中には、しばらく通院して改善が見られないと「依存症は治らない」と思い込んでしまう人もかなりいるようですが、そのような医者は自分で自助グループを持っていなかったり、あるいは紹介できる自助グループがないことが多いようです。

そして、こうした自助グループに参加するのと同時に、精神科や心療内科などの医療機関で治療を受けることが重要なのです。自助グループでは受けられない助言を専門家が行なってくれますし、依存症患者の家族に対しても適切なアドバイスをしてくれます。

帚木氏は、自助グループと医療機関を両輪として活用することで、依存症の劇的な改善が可能になるといいます。

もちろん、その過程は困難で苦しいものでしょう。しかし、ひとりで依存している物質や行為を断ち切るのは不可能です。同じ悩みを持つ仲間がいたり、助言をもらえる専門家がいることは、依存症との決別をめざす者にとってどれほど心強いことか。ひとりでは乗り越えられないことも、仲間がいれば耐えることができます。

自助グループでは何をするのか

では、自助グループとはどういうものか、見てみることにしましょう。

自助グループとしてもっとも有名なのは「アルコホーリクス・アノニマス（ＡＡ）」でしょう。直訳すると「無名のアルコール依存者たち」となります。

ＡＡは、一九三五年にアメリカのビル・ウィルソンとボブ・スミスによって始められました。ともにアルコール依存だった二人は、飲酒のために生じるさまざまなトラブルや悩みを語り合ううちに、そのときだけは酒を飲まずにすんだことに気がつきます。そこから活動が広がっていき、現在では世界各地に広がっています。

ＡＡの特長は、いかなる宗教、宗派、政党、組織、団体にも縛られないということです。要するに、何に属する、どのような人でも参加が可能で、ＡＡのミーティングでは、会社の社長であろうが、ホームレスであろうが、一般の主婦であろうが、誰もが対等で平等であると考えられています。

また、ＡＡのミーティングでは、本名や素性を語る必要がありません。個人の匿名性が保証され、またミーティングでの発言が外部に漏れることもないといいます。

ＡＡのプログラムでは、「12のステップ」が用いられています。ご参考までに、掲載しておきます。

《12のステップ》

1　私たちはアルコールに対し無力であり、思い通りに生きていけなくなっていたことを認めた。

2　自分を超えた大きな力が、私たちを健康な心に戻してくれると信じるようになった。

3　私たちの意志と生き方を、自分なりに理解した神の配慮にゆだねる決心をした。

4　恐れずに、徹底して、自分自身の棚卸《たなおろ》しを行ない、それを表に作った。

5　神に対し、自分に対し、そしてもう一人の人に対して、自分の過ちの本質をありのままに認めた。

6　こうした性格上の欠点全部を、神に取り除いてもらう準備がすべて整った。

7　私たちの短所を取り除いて下さいと、謙虚に神に求めた。

8　私たちが傷つけたすべての人の表を作り、その人たち全員に進んで埋め合わせをしようとする気持ちになった。

9　その人たちやほかの人を傷つけない限り、機会あるたびに、その人たちに直接埋め合わせをした。
10　自分自身の棚卸しを続け、間違ったときは直ちにそれを認めた。
11　祈りと黙想を通して、自分なりに理解した神との意識的な触れ合いを深め、神の意志を知ることと、それを実践する力だけを求めた。
12　これらのステップを経た結果、私たちは霊的に目覚め、このメッセージをアルコホーリクに伝え、そして私たちのすべてのことにこの原理を実行しようと努力した。

（アルコホーリクス・アノニマス・オブ・ジャパンＨＰより）

ミーティングの進め方は、それぞれのグループによって違いがあるようですが、多くの場合、週に一度開催され、一回につき一ステップがテーマとして選ばれ、それぞれ話をします。
話し合いは議論のようなものではなく、テーマに沿って参加者が自分の考えと行動を披露《ひろう》するだけです。それに対して誰かが意見をしたり、疑問を呈したりすることはありません。しゃべるほうは言いっぱなしで、聞くほうは聞きっぱなし、それが基本です。

ひとりが話し終えると、次の人に順番が回り、全員が話したら、ミーティングは終了です。意見を戦わせることもなければ、結論を出すこともしません。「こういうところが悪い」とか「こうしたほうがいい」というアドバイスもありません。ただ、自分のことを話し、人の話を聞くだけです。

それだけのことですが、参加した人の多くは、同じ境遇の人々の話を聞くだけで、安心感が得られるといいます。そして、回を重ねるごとに、ＡＡが《12のステップ》でうたっている、大きな霊的な存在を感じるようになるそうです。

ＡＡの「ギャンブル依存症」版が「ギャンブラーズ・アノニマス（ＧＡ）」です。ＧＡもアメリカが発祥で、ＡＡの活動とほぼ同じです。《12のステップ》についても、アルコールとギャンブルを入れ替えただけで、同様の方針で行なっています。

すでに話題にしているように、アルコール依存もギャンブル依存も、孤独感と結びつきが深く、人に頼ることができないとか、いじめられてきた、自分に自信を持つことができないといった、他人に受け入れられていないという感覚を持っている人が陥りやすい病気です。

そういう人たちが集まり、自分の体験や感覚を語ることで、「自分もそうだった」「同じことを感じている人たちがいるんだ」と確認することで、いままで感じることができなかった他者との結びつきを実感できるようです。

さらに言えば、依存症に陥った人たちがもっとも嫌うのが説教であり、常識にのっとった説教には耳をふさいでしまいます。そして、説教の場から逃れるために、平気で嘘をつくようになり、ますます周囲の人間と溝を深めていくことになるのです。

しかし、AAやGAのミーティングでは、自分のことを話すだけで、誰も説教をしたり、意見を述べることはありません。自分を否定する存在はいないのです。だからこそ、仲間の話に素直に耳を傾けることができ、共感を得ることができます。

こうした活動を続けていくことにより、依存症からの脱却をめざしていくわけですが、現実的に世界各国に広がり、多くの人が参加しているわけですから、それなりの効果があることは間違いありません。

日本にある自助グループ

ＡＡの他にも、日本独自の自助グループも存在します。「断酒会」もそのひとつです。もともとはＡＡを参考に設立されたのですが、その仕組みは少々異なります。

ＡＡと同様、世俗的な地位や社会的階層からは離れますが、ＡＡが初参加者だろうと一〇年参加している人だろうと同じ立場であるのに対して、断酒会ではアルコールを一年断つことができたら「一段」、一〇年断つことができたら「一〇段」というように、断酒の年数によって階級が上がっていくという仕組みをとっています。長く酒断ちしている人ほど偉いのです。

そこがＡＡと断酒会の大きな違いですが、ＡＡに参加している人たちは断酒会の階級化や階層化に批判的です。

たしかに断酒会では、二、三年酒断ちしても、挫折《ざせつ》して酒を口にしてしまうと、また一段から、あるいはゼロ段から始めなくてはなりません。飲酒を我慢できた年数が少ない人ほど嫌になってしまう傾向があるようです。

逆にいえば、ある程度の年月、断酒に成功した人は「五段」「一〇段」と地位が上がりますから、ここで禁酒の誓いを破るのはもったいないという意識が働くようで、意地になって断酒を続けるようです。

また、断酒会においては工場労働者でも断酒の年月が長ければ、企業経営者より地位が上になるということもあるので、それはそれでまた自尊心をくすぐるところがあり、それを生きがいに断酒を続ける人もいます。

どちらの自助グループがいいとはいえませんが、いずれにしてもこうした自助グループで自身の体験を話し、また人の話を聞くことによって、自分自身をもう一度見直す機会を持たなければ、依存症から抜け出すきっかけをつくることはできません。

アルコール依存やギャンブル依存以外にも、さまざまな依存症に対応した自助グループが存在しますから、依存症から真剣に抜け出したいと思っている方、あるいは身内に依存症で苦しんでいる人間がいる方は一度連絡をとってみることをおすすめします。

自助グループの広がりが脱依存症社会の決め手になる

欧米では、依存症に対する危機意識が強く、専門の医療機関や自助グループが多数存在します。麻薬などの薬物依存が多いということもありますが、依存症が社会に大きな損失を与えていることを認識しているのが大きいと思います。

その点、日本はだいぶ遅れていて、公的機関も医療関係者も、そして一般の人々も依存症の実態や怖さに気付いていません。自分の周りに、どれほどたくさんの依存を誘発する対象が存在しているか、それに気付いている人はほんの一握りでしょう。

多くの人が知らないうちに、じわじわと依存症の人間が増えています。そして彼らは貴重な時間とお金を浪費し、自分の人生を台無しにしようとしています。

この危機に愕然《がくぜん》とする日が近い将来やってくると思います。あなたのご主人が、奥さんが、子供が、そしてあなた自身が、特定の対象にどっぷりと依存してにっちもさっちもいかないことに気付き、目の前が真っ暗になることでしょう。

それも私たち自身の責任です。これほど依存症に甘い社会環境にしてしまったのは、私たちなのですから。

しかし、そうはいってられません。急増する依存症者を救済するためには、医療機関が依存症治療のための対策を準備することと、ＡＡやＧＡのような自助グループが広がっていかなければなりません。

また、アルコール依存やギャンブル依存、そして薬物依存の自助グループはすでに長年活動を続けており、それなりに実績を積んでいますが、これから急増するであろうと予想されるネットゲーム依存などの新しい依存症に対応する自助グループがどれほどあるのか、いささか心許《こころもと》ない状況です。

そして、もうひとつ忘れてはならないのが、私たち自身の意識改革です。依存を誘発しやすいものを野放しにしている状況と、依存は意志の弱さによるものだというような依存症者に対する認識の低さを変えていかなければなりません。

第6章

「依存症」社会から脱するために

「依存症」を、意志の問題ではなく病気だと理解すること

最後に、ここまで説明してきたような「依存症に依存する社会」から日本が脱するためにとるべき道を具体的に提言しておきたいと思います。

依存症を克服するためには、何度も強調して述べているように、「依存症が病気」であることを認識することが重要です。意志が弱いから抜け出せないのではなくて、依存症という病に脳を支配されているから抜け出すことができないということを知らなければなりません。

タバコに依存性があることはよく知られています。欧米では、喫煙者が肺ガンになるリスクは非喫煙者の一〇倍以上になるという報告があります。日本人は欧米人ほど高くはなりませんが、それでも喫煙者が肺ガンにかかる確率は非喫煙者の数倍あるのです。

ここで考えてみてください。喫煙者が肺ガンになった場合、タバコが悪いのではなく、喫煙していた人の体質が悪いというでしょうか。そんなことはありません。我々はタバコを問題視します。だから、タバコに高い税金をかけて価格を高くしたり、禁

煙を呼びかける啓蒙活動を行なったりして、タバコの危険性を訴えているわけです。さらにいうと、タバコをやめられないのは意志の問題でなく依存なのだという認識も広まり、その治療を医師が行なっていることも広く知られるようになりました。

高血圧もそうです。高血圧は脳卒中や心筋梗塞《こうそく》のリスクを高めるといわれていますが、高血圧患者のうち脳卒中を起こすのは約一割程度です。本当は、血圧の低い人でも脳卒中になるのです。しかし、脳卒中になると血圧が高いせいだといわれる。

タバコであれ、高血圧であれ、一割、二割の確率である病気になる可能性があると、その原因となるタバコや高血圧をなんとかしようという話になりますが、依存症だけは原因ではなく「なった人間」が悪いということにされてしまいます。

覚醒剤などの薬物はもちろんのこと、アルコールもギャンブルもゲームも脳の中にある、ある種の情報伝達系を破壊してしまう危険があるにもかかわらず、原因となる物質や行為に問題があるのではなく、依存症になってしまった人間自身がいけないということになり、「意志の弱いダメ人間だ」などといった烙印《らくいん》を押されてしまいます。

そこまでひどく思われなかったとしても、「あいつは、あんなに真面目な人間だったのにな」と、人間性の変質を指弾することが大半です。

まず、この意識を変えていく必要があります。依存症を病気として認識し、タバコが一定の割合で肺ガンやタバコ依存を引き起こす因子となるのと同様に、アルコールも一定の割合で依存症を誘発する物質であるという社会的なコンセンサスを形成しなければなりません。

そして、依存症になるのは本人の責任ではないという理解も広げていく必要があります。本人が悪いのではなく、依存の原因となるものによって依存症が引き起こされるということになれば、依存症になってしまった人は、喫煙者が禁煙治療を受けるように、医療機関で治療を受けようとするでしょう。依存症者を治療に向かわせるには、本人の人格を否定するような風潮を改めていかなければならないのです。

依存症を自己責任とすることから起こる悲劇

依存症を自己責任としてしまうと、周囲の人間関係が悪化し、ますます状態が悪くなってしまいます。また、これが病気というコンセンサスができていないと、周りの人間も治療をすすめませんし、本人も問題は認識していたとしても、自力で治そうとしてしまいます。

たとえば、アルコール依存の人間が断酒をはじめたり、タバコ依存の人間が禁煙をはじめるといった具合です。しかし、成功する確率はいいところ半分もいかないでしょう。禁煙治療薬のニコチンパッチがなかった時代には、自力で禁煙に成功する人はなかなかいませんでしたし、自分ひとりで断酒しても、すぐに耐えられなくなり、またアルコールを口にしてしまうということを繰り返す人が大半です。

さらに、もっとやっかいなのは、「あいつはダメなやつだ」「意志が弱い人間だ」と決めつけられると、自己嫌悪に陥る危険性があるということです。

「やっぱり、あいつはダメな人間だ」と周囲の人間に思われていると、自分でも「オレはなんてダメな人間だろう」と自分を責めるようになるのです。

それが高じてくると、うつの原因となったり、さらには自殺を図るという最悪の事態を招きかねません。前述したように、アルコール依存者の自殺が多いのは、自己責任論に基づく周囲の目がうつ状態を引き起こしたことによる影響も無視できないと思います。

だからこそ、依存症になってしまうのは意志の問題ではなく、病気なのだという社会的なコンセンサスをつくる必要があるのです。

どうも日本人は、精神論に傾く傾向があるようです。たとえば、「気合いで風邪を治す」とか「気持ちがしっかりしていれば病気にはかからない」など、根拠のない精神論がしばしば語られます。しかし、当たり前のことですが、気合いで病気を治したり、かからなくすることなどできるわけがありません。

高血圧を気合いで治すことができないように、気合いが入っていれば風邪にかからないわけではありませんし、意志が弱いからうつになるというわけでもありません。気合いや意志と病気は関係ないのです。

ところが驚いたことに、東京都知事選に立候補したこともある有名国会議員が、自民党の総務会長時代に、「学校の先生でうつ病で休業している人が多い。国会議員にはひとりもいませんよ。気が弱かったら、務まりませんから」という仰天《ぎょうてん》発言をしたのです。

もう滅茶苦茶というか、支離滅裂というか、まったく話になりません。気が強いとか弱いとか、気合いが入っているとか、たるんでいるとか、そんなことはうつの発症にはほとんど関係ありません。

しかも、うつが原因と疑われる国会議員の自殺は、少なく見積もっても片手では足りません。みなさんも、「ああ、あの事件はそうかもしれない」と一つや二つ思い当たるものがあるに違いありません。にもかかわらず、現職の国会議員がこのような発言をするのですから、気合いさえ入っていれば何事もうまくいく、病気にだってかからないという意識が日本の社会的風潮として存在しているということでしょう。

そのような意識から改めていかなければなりません。気合いさえあれば、意志が強ければ病気にもかかることはないという意識がはびこっているうちは、これからも依存症になる人はどんどん増えていくでしょうし、依存症がうつを誘発して自ら命を絶つといった悲劇もなくならないでしょう。

依存症という恐ろしい病気、そして社会を蝕む現象から脱却するためには、まず私たちの意識を変えていかなければならないのです。

政府は本気で啓蒙活動に取り組むべきだ

帚木氏は、依存症は「進行性で、悪性腫瘍より恐ろしい」と述べています。進行性ということは、放っておくとどんどん病状が進んでいき、やがて手のつけられない状態になるということです。

まさに、ガンがそのような病気で、発見が遅れれば遅れるほどガン細胞が多くなり、他の部位に転移を起こしたりして治療が困難になっていきます。そのガンより恐ろしいというわけですから、依存症治療がいかに難しいかということです。

進行性であるということは、早期発見・早期治療が非常に重要になってきます。ガン細胞がまだ小さいうちに発見し、治療に取りかかることができれば、それだけ完治する可能性も高まるように、依存症も早期に発見するに越したことはありません。

もうアルコールが手放せない状態になってしまってから治療を開始するよりも、次第に飲酒の量が増えてきたときに、「これはまずいかもしれない」と意識することができれば、それだけ早く治療を受けることができ、依存症から抜け出すチャンスもそれだけ大きくなるということです。

　そのためには、依存症という病気はどんなものなのか、どのような誘発因子と結びついて発症するのかということを広く周知していかなければなりません。ガン検診が普及し、毎年人間ドックに入って体のメンテナンスを行なう人が増えたのも、ガンについての啓蒙活動が成功したということでしょう。依存症についても、ガン同様に政府が強力な啓蒙活動を行なっていくべきだと思います。

　また、依存症を誘発する商品やサービスに対する規制も絶対にしていかなければなりませんが、業界やメディアの激しい反発が予想されます。

　しかし、依存症の啓蒙活動が広がり、依存症の危険性が認知されれば、依存症誘発商品のテレビＣＭに反発も生まれてくるかもしれません。業界はさらなる自主規制を迫られることになるでしょうし、強力に販売戦略を推し進めることも困難になるでしょう。

　人々に依存症の危険を知らせるだけで、そのような大きな効果が期待できるわけですから、手を替え品を替え、あらゆる機会を捉えて、啓蒙活動を行なっていくべきでしょう。

日本が依存症社会から脱することができるかどうかは、この啓蒙活動にかかっているといっても過言ではありません。

「依存症」依存経済を是正するには広告規制しかない

アルコール飲料産業、ゲーム産業、パチンコ・競馬等のギャンブル産業、さらにはインターネット関連産業、ゲーム産業、携帯電話関連産業と、いまや日本の主力産業は、「依存症」依存産業のオンパレードといっても過言ではありません。

人々をどれだけ「はまらせるか」によって成長が左右されるビジネスモデルの産業がこれほど経済に大きな影響力をもっている状況は、国家の経済のバランスからみてけっして健全とはいえません。

「依存症」依存経済から脱する最大のカギは、メディアの広告規制しかありません。すでにお話ししたように、日本人はメディア広告に影響を受けやすく、とくにテレビに流れたものは無条件に信用し、受け入れてしまう傾向があります。そんな日本人を依存症の対象となるものから引き離すには、テレビCMに規制をかけるしかないのです。

「依存症」依存経済にもっとも依存しているのは、テレビ局でしょう。いまやテレビCMの半分は、依存症誘発広告です。そのような広告の大半を禁止、あるいは時間規制、表現規制を行なうとなると、テレビ局の広告収入はがた落ちになることは避けられません。広告を出している依存症誘発企業も、また広告を流すメディアもこぞって反対することでしょう。

しかし、広告によって依存症になる人が増産されるということは、仕事に支障を来す人々を増産することでもあります。あるいは、せっかく禁酒やギャンブル断ちをしている人を逆戻りさせかねません。それによる労働力の減少、生産性の低下、日本製品のクオリティの低下は、日本経済の活力に著しい悪影響をもたらします。

また、仕事もクビになるような経済的脱落者を増加させるということは、生活保護費の増大など、国の財政にも大きな負担を強いることになるでしょう。実際のところ、生活保護費の抑制や不正受給の取り締まりの強化をするより、依存症対策をしっかり行なって経済的脱落者の増加を防いだほうが、はるかに財政の負担を軽減できるはずです。また、この規制で自殺を減らすことができれば、自殺遺児が教育を受けられなかったり、一生トラウマを背負うといったことも防げます。

メディアの広告に規制をかけ、依存症誘発企業の成長を抑えたほうが、日本経済の健全な消費を伸ばし、労働力のマイナスを防ぐことができるので、トータルで見れば日本経済にとってプラスになると私は考えています。何より、依存症が生み出す悲劇を減らすことができるという大きな効果が期待できます。

しかし、なかにはテレビCMの規制に疑問を持つ人もいることでしょう。たとえば、民放はCMがあるから無料で観ることができるのに、CMに規制をかけたらどうなるのかといった意見をいう人がいます。しかし、「CMがあるから、ただでテレビを観られる」というのは大きな誤解です。

私たちが商品を買うときに支払う価格には、商品開発や販売にかかるあらゆるコストが乗っています。広告宣伝費も例外ではありません。つまり、企業がテレビCMにかけるコストは商品の価格に含まれており、それを私たちが支払っているということです。

言い換えれば、私たちはテレビをただで観ているわけではなく、商品を購入することによって広告宣伝費を負担してテレビ局に支払っているわけです。テレビ局の経営は、私たちが商品を買うことによって成り立っているのです。

つまり、私たちはテレビを観る対価を支払っているわけですから、流される内容について意見することは当然ですし、規制を要求することも当然の権利といえます。また、依存症誘発商品のＣＭが抑えられ、依存症誘発商品への支出が減少すれば、その分健全な消費が増え、健全な商品のＣＭが多く流されることになるでしょう。

テレビ局も馬鹿ではありませんから、依存症誘発商品に規制がかかるとなれば、他の健全な商品のＣＭを多くとろうとするでしょう。ですから、民放の無料放映が破綻することはないと思います。

テレビ局の収益は多少落ちるかもしれませんが、一般にくらべて高給を食《は》んでいたテレビ局の社員たちですから、多少の我慢はしてもらわなければなりません。

いずれにせよ、依存症者を減らすため、あるいは増やさないためには、依存症誘発商品の広告を規制することが必要不可欠です。とくに若い世代の依存症を防ぐために、青少年に関連した商品は厳しく規制をかけるべきだと思います。

依存しやすいものへのフリーアクセスを規制する

もうひとつ早急に実施しなければいけないことは、依存症誘発商品やサービスにフリーアクセスできる環境を是正することです。

すでに、タバコの自動販売機にはｔａｓｐｏ（タスポ）が導入され、年齢認証を受けたカードを持っていなければ購入できないようになったり、アルコールの自動販売機では午後一一時から午前五時まで買えないことが原則となっています。このように、依存症を誘発する商品への無制限のアクセスを規制する取り組みがなされはじめています。

しかし、タバコにしてもアルコールにしても、いまや全国津々浦々に存在するコンビニエンスストアで簡単に買えるようになっていますから、自動販売機だけの規制で効果があがるかというと非常に疑問といわざるをえません。

アルコールに関していえば、アメリカのように公園や海岸、街中など公共の場での飲酒を禁止するとともに、酒類のインターネット販売にも規制をかけるぐらいはしなければいけないと思います。また、アメリカではどの州でも二四時間営業の店で買えるなどということはありません。同時に、タバコの年齢確認を徹底して、少なくとも若い世代、とくに未成年の喫煙は防がなければなりません。

さらに、私が問題視しているのは、ギャンブルへのアクセスがあまりにもソリーであるということです。とくにパチンコ店は、駅前の一等地に立地し、毎日朝から晩まで営業して、誰でも簡単に入ることができます。すでに述べたように、これほどギャンブルにフリーアクセスの国は、日本だけです。ラスベガスやマカオなどがカジノの町として有名ということとは逆に、それらが特定の場所に集中しているのです。

パチンコとカジノは違うという意見もあるでしょうが、現在のパチンコは手打ちで打っていた時代ののどかなものではありません。ハイリスク・ハイリターンのかなり射幸性の強いものになっています。

一発当たれば、一〇万、二〇万の儲けを期待できるかわりに、負けがこめば五万、一〇万があっという間になくなってしまいます。しかも、それが毎日できるわけですから、月に数十万円単位でお金を失うことも珍しくはないのです。

ギャンブルで負けがこんだ人は万国共通で、借金にまみれることになります。友人知人からお金を借りまくって踏み倒したり、最悪の場合は会社のお金を横領するなど犯罪に手を染めてしまうこともあります。いずれにしても、その先には人生を棒に振るような悲劇が待ち受けているのです。

そんな悲劇を繰り返さないよう、韓国はパチンコを禁止することを果敢に決断しました。その結果、個人消費が伸びたという報道もあります。

日本でもパチンコで借金をつくって家庭崩壊した事例や、駐車場のクルマの中に赤ちゃんを置き去りにして熱中症で死亡させるといった事例が数多く報告されているのに、パチンコを規制しようという話は国会議員からもメディアからも聞こえてきません。それどころか、東京にカジノをつくろうとする動きまであります。

韓国のように、大胆にパチンコ禁止の措置がとれないなら、せめてアクセス制限をかけるべきではないでしょうか。たとえば、中央競馬のように開催を土曜日曜だけにして、アクセスできる期間を限定するのもひとつの方法です。また、駅前等の繁華街への出店を制限し、より交通の便の悪い地域に限るといったプランも考えられます。

ネットゲームについても、社会的な問題となったコンプガチャが自主規制されたように、何らかの規制が必要でしょう。年齢制限をかけるのがいいのか、時間的制限をかけるのがいいのかはわかりませんが、「ネトゲ廃人」の増加を防ぐためにもある程度の規制はやむをえません。

世界各国は、アルコールにしてもギャンブルにしても、依存性の高いものは地域的、空間的、年齢的に、さまざまな制限をかけています。理由は簡単です。毎日、頻繁にアクセスしていたら、依存症にそれだけなりやすいからです。ところが、日本ではフリーアクセスに近い状態で野放し状態です。これを改めていくことが必要です。

買い物帰りに毎日パチンコ屋に出かけて、ギャンブル依存症になる主婦を量産している国など、どこにもないのですから。

更生プログラムの原資は依存症誘発企業に

一九九〇年代後半から、アメリカではいわゆる「タバコ訴訟」と呼ばれる裁判が多発しました。肺ガンや心臓病などの健康被害を受けた喫煙者が、原因はタバコにあると販売したタバコ会社を訴えたのです。

なかでも有名なのが、「フロリダ集団訴訟」といわれるもので、総額約一五〇〇億ドル（約一五兆円）もの賠償金支払いを命じる判決が下されました。

裁判大国アメリカでは往々にして、このように莫大な懲罰的賠償金の支払いを命じる裁判が行なわれます。日本でも、ＪＴ（日本たばこ産業）を相手取った訴訟が起こされていますが、アメリカのように全面的に原告の主張を認め、多額の賠償金支払いを命じたケースはありません。

しかし、賠償金の多寡《たか》はともかくとして、アメリカの「タバコ訴訟」は、依存症誘発商品の責任の一端を示したものといえるのではないでしょうか。

喫煙者の六割は依存症といわれるように、ニコチンを求めてタバコをやめるにやめられない人がたくさんいます。アルコール依存やギャンブル依存のように、仕事や人間関係に支障を来し、家庭崩壊や経済的崩壊に至ることは少ないでしょうが、そのかわり肺ガンや心臓病のリスクが高まり、文字通り命の危険にさらされるかもしれないのです。

そうした依存症のリスクが明らかになりながら、タバコを販売して利益をあげているのですから、その責任の一部を負うのは至極まっとうなことだと思います。

アルコールやギャンブル、ネットゲームなどにも、同様のことがいえます。アルコールやギャンブル、ネットゲームが依存症を誘発しやすいことがわかっているのですから、それらから利益をあげている企業は責任の一端を担《にな》うべきでしょう。

私は、酒税を上げたり、パチンコやネットゲームに新たに税金をかけるなどして財源を捻出《ねんしゅつ》し、依存症になってしまった人の治療費を補償するような仕組みをつくりあげるべきだと思います。

本来であれば、依存症を誘発するような商品やサービスは全面停止にしたいところですが、それができないのであれば、せめて依存症になってしまった人々が更生するための原資は、依存症誘発企業が負担するべきではないでしょうか。

タバコも増税によって価格を上げ、喫煙者を減らしたわけですから、酒税の増税やギャンブル税、ネットゲーム税の新設によって価格を上げることは、それだけ飲酒する人、ギャンブルやネットゲームにいれあげる人を減少させる効果も期待できます。ただ残念なことにタバコ増税で得たお金はタバコで健康を害した人に使われてはいませんが。

また何より、依存症誘発商品によって儲けている企業に自制と反省を促すことにもなりますから、依存症対策費を依存症誘発企業が負担することの意義は小さくないでしょう。

この先、日本もアメリカのような訴訟社会になるとしたら、依存症誘発企業の賠償金リスクは天文学的な数字になることが予想されます。そうなる前に責任の一部を負担すれば、予想されるリスクを軽減することにもなるのですから、企業側も真剣に依存症者の更生に寄与することを考えるべきではないでしょうか。

老後に不安のない社会が依存症を減らす

第4章で、依存症と経済の関係についてお話ししました。経済の状況と依存症には大きな因果関係があり、消費が低迷していたり、社会不安が増大すると依存症が増える傾向にあります。ということは、不安のない安定的な社会をつくることが国民の幸福につながると同時に、依存症になる人を減らすもっとも効果的な予防策となるのです。

現在はアベノミクスで個人所得を伸ばそうとしていますが、いくら安倍首相が企業業績が上がれば給料も上がると説いても、社員の給料を上げることに消極的な経営者が少なからず存在します（というより大多数でしょう）。

さらに、人口減少社会になり、高齢者比率も増えていますから、普通に考えれば消費は減少していきます。人口減少、高齢者増加の社会で消費を維持するには、個人所得を増加させる、つまり給料をアップして可処分所得を増やすしかありません。あるいは過激かもしれませんが、相続税を限りなく高くして、高齢者に財産を残しておくことは損だと思わせて使わせるように仕向けなければ、消費は増えていきません。

このような強制的な消費増加策をとらなければ消費は低迷していくという構造なのに、依存症消費が健全な消費を蝕んでいるというのが現在の状況です。

それなのに、テレビ局をはじめとするマスメディアは、よその業種の一般社員の給料が減り続けようが、生活保護を受けられずに亡くなる人が後を絶たない状況になろうが、平均一〇〇〇万円を超える自分たちの年収を維持するために、諸外国では禁止されていたり、厳しい規制がかけられているアルコールやパチンコなどの依存症ビジネスの広告を堂々と流しています。これは恐ろしくたちの悪いことだと思うのは私だけでしょうか。

さらにいえば、ＤｅＮＡやグリーなどのネットゲームを主な事業とする会社は、日本ではＩＴ産業の雄と思われていて、コンプガチャの問題でだいぶ見方が変わってきたとはいえ、依然として成長産業と考えられています。

海外でＩＴ産業といえば、無料サービスを提供して広告モデルで収益を得る形が一般的であるのに対し、日本のＩＴ産業は依存症を量産することによって、はまったユーザーからお金をむしり取るというビジネスモデルが一般的です。

そして、もっとも私が懸念を抱いているのは、老後に対する不安が高まっていることです。もはや若い世代ほど、年金を信用していませんし、実際のところ、安定的な生活が送れるほどの年金は支給されないでしょう。現在年金を受け取っている世代が、いわゆる「勝ち逃げ世代」で、これからどんどん年金支給額は少なくなり、受給開始年齢も引き上げられていきます。

老後への不安から消費者が支出を抑えているのがデフレの原因のひとつであり、それによって健全な消費が低迷してしまうと、なんとか消費者の財布のヒモをゆるめようと、「はまらせる」ことで利益をあげる依存症ビジネスが台頭するとお話ししました。要するに、老後の不安がある社会では、依存症がはびこりやすいということです。

この問題を解決するには、老後の不安を解消するような政策を打ち出す以外にありません。私は、ベーシック・インカムのような大胆な社会保障制度を打ち出し、老後を含めて国民に安心感を与えるべきだと考えています。

ベーシック・インカムとは、最低限所得保障の一種で、生活できる最低限の金額を定期的に支給するというものです。ベーシック・インカムの利点としては、貧困対策になることはもちろん、年金・雇用保険・生活保護などを廃止・縮小し、社会保障制度を簡素化できることです。国民全員に一律の金額が支給され、社会保障制度が簡素化されることで、行政コストを大幅に下げることにもなります。

無条件に一定額を支給することから、働かない者を増やすだけだという批判もありますが、現行の制度でも働いて収入を得ると、年金や生活保護が減額されたり、支給停止になり、むしろ働く意欲を失わせる結果となっています。

ベーシック・インカムが支給されるようになれば、職を失ってもとりあえず食べていくことはできるので、ひどい労働条件で働かせる、いわゆるブラック企業が労働者を集めることが困難になり、悪しき労働文化を矯正《きょうせい》する効果も期待できます。

いずれにせよ、現状のままでは老後に対する不安は高まりこそすれ、安心を得られることはないので、何らかの対策が必要です。いかにして、老後の不安のない社会を築いていくか。これこそ、「依存症社会」から脱するために必要なことであり、政治が全力で取り組んでいかなければならない課題なのです。

守るべきは子供たちの未来

もうひとつ、どうしても指摘しておかなければならないことがあります。それは、子供を依存症から守らなければならないということです。

依存症は大人だけの病気ではありません。子供も依存症になる危険性はおおいにあります。現在の状況で、子供がもっとも陥りやすいのはゲーム依存でしょう。

現在、日本の合計特殊出生率は二〇一二年度に一六年ぶりに一・四を回復したと報じられています。それでも夫婦二人に、子供が約一・四人ということで、このままいくと子供はものすごい勢いで減っていくことでしょう。

いま、日本の人口の中で、未成年者は約二三〇〇万人しかいません。もし、二〇〇〇万人しかいない子供たちの二〇〇〇万～三〇〇〇万人がゲーム依存にでもなったら、日本は大変なことになります。

労働力として成り立たないばかりでなく、ろくに勉強もせずに社会に出ていくのでなかなかいい仕事に就くことができず、生涯にわたって貧困層で過ごすことになるかもしれません。最悪の場合、依存症が治らないまま、仕事にも就かず、引きこもってニート化してしまうことも考えられます。

そうした若者たちが、数十万、数百万人の単位で出現すると、彼らを食べさせていくための社会保障も莫大な支出を迫られることになるでしょう。本人の人生を台無しにしてしまうだけではなく、社会的に大きな損失を生み出す原因となるのです。

さらにいえば、日本では出生率の低下で子供の数が減ったことばかりを問題にしますが、労働力という観点から見ると、数ばかりでなく質も見ていく必要があると思います。

たとえば、フィンランドは人口約五四三万人と日本よりはるかに小さな国です。そして日本同様に、少子化に見舞われていますが、じつは学力世界一を誇る優秀な教育国家なのです。その高学力がノキアに代表されるIT産業を支えています。

子供の数が減っても、そのクオリティが高ければ、高い生産性を実現することができるのでGDPは減りません。日本では、人口減少によって内需がへこむので、それを外需で補わなければならないという議論がなされますが、外需で補おうにも国内の生産性が高くなければ外国で売れる製品をつくることなどできないのです。

国内の生産性を高めるということは、すなわち労働者のクオリティを高め、優秀な人材が活躍できる場をつくる必要があります。その意味で、教育は国家の盛衰にかかわる非常に重要な問題で、少子化で子供の数が減少していくなら、子供の質を高めていかなければならないのです。

ところが日本の場合、受験が動機で勉強する子供がほとんどなので、少子化で子供の数が減ると受験が簡単になり、それほど勉強しなくてもそこそこの大学に入れるので、よけいに学力が低下するという悪循環が起こっています。

その結果、一般的な日本語の読解もままならない、小学校レベルの計算もできない子供が成人して社会に出てきています。私は子供の数が減るより、生産性の低い人間、社会に適応できない人間が増えることのほうが、よほど問題だと思います。

フィンランドでは子供の数が減った分、少人数クラスを徹底して、落ちこぼれをつくらないようにしました。それが子供全体の学力の底上げとなり、世界一を誇る優秀な学力を実現したのです。

かつて日本は、子供の学力でも世界有数でしたが、いまやアジアの中でさえ遅れをとっている有様です。中国は一人っ子政策で子供に手をかけるので、学力の高い非常に優秀な子供たちが出てきています。甘やかされて「小皇帝」と呼ばれるようなわが

まま な人間が多いようですが、それでも学力の高さは生産性に直結します。要するに少子化で逆に子供の質を上げたのです。

日本のように資源もなく、国土も大きくない国家にとって、国民の生産性は非常に重要です。つまり、質の高い教育で学力を高め、クオリティの高い人材を輩出していくことこそ、日本が繁栄するための土台になるのです。

にもかかわらず、少子化で子供の数が減ることに気を取られてばかりで、クオリティについて関心を払っていないことに私は強い危機感を覚えています。

しかも、ゆとり教育や悪平等の思想の蔓延によって、いまはどれほど悪い成績をとろうが落第になることはまずありません。ゲームばかりやって学校の勉強がおろそかになっても、落第することがないので問題がずっと先送りされ、社会に出るときに現実の厳しさに直面することになるのです。そこで打ちひしがれて、社会的引きこもりやニートになる若い世代が増えていることにもっと危機感を持つべきだと思います。

親は子供をゲーム依存に陥らせないために、最大限の努力をすべきでしょう。ゲームを禁止にするのがいちばんですが、それができないなら、せめて一日一時間といったように時間を区切って我慢させる習慣をつけることが大切です。

また、パソコンも子供個人に与えるのではなく、リビングに置いて、親が見ているところで使わせるようにしたほうがいいと思います。携帯電話も、本来なら家に帰って部屋で使う理由はないのですから、充電器はリビングに置いて、簡単に使えない環境をつくるべきでしょう。

つまり、依存になりやすいものにフリーアクセスできる環境をできる限りつくらないということです。ずっとやっているから依存症になるわけですから、ずっとやることができる状況をつくらないことが重要なのです。

もちろん、子供の抵抗もあるでしょうが、大切な子供の将来がかかっているばかりでなく、日本の未来もかかっているのですから、親は心を鬼にして子供を依存症から守らなければなりません。

依存症は国家を滅ぼす

さて、これまで依存症の恐ろしさと、それがもたらす多大な損失についてお話ししてきました。残念なことに、日本は依存症に対して認識が甘く、依存の対象となるものにフリーアクセスできる環境になってしまっています。

そして何よりも、多くの国民がこうした現状に違和感を持たないことに、私は驚きを禁じえません。飲酒がらみの大事故が多発し、パチンコの借金で身を持ち崩す人がたくさん現われ、ゲームびたりの子供たちが大量出現しても、世の人々は「あいつはダメなやつだ」「意志が弱いのだ」と自己責任を追及します。

そうではなく、依存症に陥りやすい環境を日本につくりあげてしまった現実を直視すべきでしょう。

3・11の東日本大震災では、東北地方が甚大な被害を受けました。津波が街をのみ込む光景は、いまだに頭に焼き付いて離れません。そんな東北の街々も歩み遅しとはいえ、少しずつ復興へ向けて動き出しています。

復興に尽力している方々には頭の下がる思いでいっぱいですが、そんな被災地で盛況を誇るビジネスがあるそうです。

もう、おわかりの方も多いことでしょう。そう、パチンコ屋です。被災地のパチンコ屋では、朝の開店から満員で、多くの人が詰めかけているというのです。

何もかもが流されてしまった被災地で唯一の娯楽としてパチンコを楽しむぐらいいいではないかという意見もあるかもしれません。しかし、平日の朝から、仕事もしないでパチンコ屋に入りびたる人が大勢いる状況を、娯楽の一言で済ませていいのでしょうか。

私は、これこそが依存症の正体だと思います。周りがいかなる状況であろうとも、せずにはいられない。それが依存症なのです。

いま、依存症はじわじわと日本社会を蝕んでいます。

みなさん自身を振り返ってみてください。そして、周りの人たちを見てください。何かにはまって勉強や仕事に支障が出ている人がいないでしょうか。それは依存症の兆候かもしれません。

これまでお話ししてきたように、依存症は人間関係を壊し、家庭を破壊し、人格まで崩壊させます。そんな悲劇を生み出さないために、私たちはいまこそ行動を起こさなければなりません。

まず、依存症の実態を知ること、依存症の原因となるものにフリーアクセスできる環境をつくらないこと、そして依存症を生み出すビジネスにNOを突きつけること。

そして、依存症に陥った人に医療を受けさせること。

日本を依存症に依存する社会にしないためにも、大切な人の人生をメチャクチャにさせないためにも、一人ひとりが真剣に考えなければならない問題なのです。

キリトリ線

★読者のみなさまにお願い

この本をお読みになって、どんな感想をお持ちでしょうか。祥伝社のホームページから書評をお送りいただけたら、ありがたく存じます。今後の企画の参考にさせていただきます。また、次ページの原稿用紙を切り取り、左記まで郵送していただいても結構です。

お寄せいただいた書評は、ご了解のうえ新聞・雑誌などを通じて紹介させていただくこともあります。採用の場合は、特製図書カードを差しあげます。

なお、ご記入いただいたお名前、ご住所、ご連絡先等は、書評紹介の事前了解、謝礼のお届け以外の目的で利用することはありません。また、それらの情報を6カ月を超えて保管することもありません。

〒101-8701（お手紙は郵便番号だけで届きます）
祥伝社新書編集部
電話03（3265）2310
祥伝社ホームページ　http://www.shodensha.co.jp/bookreview/

★本書の購入動機（新聞名か雑誌名、あるいは○をつけてください）

＿＿＿新聞の広告を見て	＿＿＿誌の広告を見て	＿＿＿新聞の書評を見て	＿＿＿誌の書評を見て	書店で見かけて	知人のすすめで

★100字書評……「依存症」社会

名前
住所
年齢
職業

和田秀樹　わだ・ひでき

1960年大阪府生まれ、精神科医。東京大学医学部卒、東京大学医学部附属病院精神神経科助手、アメリカ・カールメニンガー精神医学校国際フェローを経て、現在、国際医療福祉大学大学院教授(臨床心理学)、一橋大学経済学部非常勤講師(医療経済学)。老年精神医学、精神分析学、集団精神療法学を専門とする。『人は「感情」から老化する』『感情暴走社会』『経営者の大罪』（以上祥伝社新書)、『テレビの大罪』（新潮新書）など著作多数。

和田秀樹公式サイト
http://www.hidekiwada.com/
和田秀樹公式ブログ
http://ameblo.jp/wadahideki/

「依存症《いぞんしよう》」社会《しやかい》

和田秀樹《わだひでき》

2013年8月10日　初版第1刷発行

発行者……………………竹内和芳
発行所……………………祥伝社しょうでんしゃ
〒101-8701　東京都千代田区神田神保町3-3
電話　03(3265)2081(販売部)
電話　03(3265)2310(編集部)
電話　03(3265)3622(業務部)
ホームページ　http://www.shodensha.co.jp/

装丁者……………………盛川和洋
印刷所……………………堀内印刷
製本所……………………ナショナル製本

Printed in Japan　ISBN978-4-396-11330-8　C0236

〈祥伝社新書〉
日本と日本人のこと、知っていますか?

035
神さまと神社
日本人なら知っておきたい八百万《やおよろず》の世界
「神社」と「神宮」の違いは? いちばん知りたいことに答えてくれる本!
ノンフィクション作家 井上宏生《ひろお》

053
「日本の祭り」はここを見る
全国三〇万もあるという祭りの中から、厳選七六カ所。見どころを語り尽くす!
徳島文理大学教授 八幡和郎
シンクタンク主任研究員 西村正裕

161
《ヴィジュアル版》江戸城を歩く
都心に残る歴史を歩くカラーガイド。1~2時間が目安の全12コース!
歴史研究家 黒田 涼

222
《ヴィジュアル版》東京の古墳を歩く
知られざる古墳王国・東京の全貌がここに。歴史散歩の醍醐味!
考古学者 大塚初重 監修

240
《ヴィジュアル版》江戸の大名屋敷を歩く
あの人気スポットも昔は大名屋敷だった! 13の探索コースで歩く、知的な江戸散歩。
歴史研究家 黒田 涼

〈祥伝社新書〉
話題騒然のベストセラー！

188
歎異抄《たんにしょう》の謎《なぞ》
親鸞は本当は何を言いたかったのか？
親鸞をめぐって・「私訳 歎異抄」・原文・対談・関連書一覧
作家 五木寛之

205
最強の人生指南書
仕事、人づきあい、リーダーの条件……人生の指針を幕末の名著に学ぶ
佐藤一斎「言志四録」を読む
明治大学教授 齋藤 孝

210
日本人のための戦略的思考入門
巨大化する中国、激変する安全保障環境のなかで、日本の採るべき道とは？
日米同盟を超えて
評論家 孫崎 亨《うける》

258
「看取《みと》り」の作法
愛する人の死をどう迎え、乗り越えればいいのか。自身の体験を踏まえて語る
精神科医 香山リカ

324
新型出生前診断と「命の選択」
わが子がダウン症と診断されたとき、選択を委ねられた私たちはどうすべきか
精神科医 香山リカ